J. Abele

Das Schröpfen

Das Schröpfen

Eine bewährte alternative Heilmethode

von Dr. med. Johann Abele,
Schwäbisch Gmünd

4., neubearbeitete Auflage

 Ulm Stuttgart Jena Lübeck

Zuschriften und Kritiken an:
Gustav Fischer Verlag, Lektorat Familien- und Ganzheitsmedizin, Wollgrasweg 49, 70599 Stuttgart

Geschützte Warennamen (Warenzeichen) wurden **nicht** besonders kenntlich gemacht. Aus dem Fehlen eines solchen Hinweises kann also nicht geschlossen werden, daß es sich um einen freien Warennamen handelt.

Wichtiger Hinweis: Die pharmakotherapeutischen Erkenntnisse in der Medizin unterliegen laufendem Wandel durch Forschung und klinische Erfahrungen. Autor und Lektorat dieses Werkes haben große Sorgfalt darauf verwandt, daß die in diesem Werk gemachten therapeutischen Angaben (insbesondere hinsichtlich Indikation, Dosierung und unerwünschten Wirkungen) dem derzeitigen Wissensstand entsprechen. Das entbindet den Benutzer dieses Werkes aber nicht von der Verpflichtung, anhand der Beipackzettel zu verschreibender Präparate zu überprüfen, ob die dort gemachten Angaben von denen in diesem Buch abweichen, und seine Verordnung in eigener Verantwortung zu bestimmen.

Die Deutsche Bibliothek – CIP-Einheitsaufnahme

Abele, Johann:
Das Schröpfen : Eine bewährte alternative Heilmethode / von Johann Abele.
– 4., neubearb. Aufl. – Ulm ; Stuttgart ; Jena ; Lübeck : G. Fischer, 1998
   ISBN 3-437-55171-X

Alle Rechte vorbehalten
1. Auflage März 1985
2., neubearbeitete Auflage April 1994
3. Auflage Februar 1997
4., neu bearbeitete Auflage Oktober 1998

© 1998 Gustav Fischer Verlag Ulm, Stuttgart, Jena, Lübeck
Das Werk einschließlich aller seiner Teile ist urheberrechtlich geschützt. Jede Verwertung außerhalb der engen Grenzen des Urhebergesetzes ist ohne Zustimmung des Verlages unzulässig und strafbar. Dies gilt insbesondere für Vervielfältigungen, Übersetzungen, Mikroverfilmung und die Übertragung auf elektronische Datenträger.

Lektorat: Dr. med. Sabine Schmidt, Ulm
Herstellung: Birgit Dahl, Ulm
Druck: Franz Spiegel Buch GmbH, Ulm
Satz: Utesch GmbH, Hamburg
Umschlaggestaltung: prepress ulm GmbH, Ulm unter Verwendung einer Zeichnung von G. Raichle

Gedruckt auf 115 g/m^2 Gardapat

Printed in Germany

Vorwort

*Naturam quem sequamur
ducem numquam aberrabimus*

Seit es Menschen gibt, hat man sich um die Heilung von Krankheiten Sorge gemacht. In vielen Jahrtausenden der Menschheitsgeschichte ist man immer wieder auf Methoden gestoßen, welche das Leiden lindern oder die Heilung des Körpers beschleunigen können. Überlegen wir uns heute, was von diesen vielen Methoden übriggeblieben ist und was wir in der heutigen Medizin davon benützen, so stoßen wir recht schnell auf die Tatsache, daß fast alle Heilmethoden, die bis vor etwa hundertfünfzig Jahren gefunden worden sind, nur noch in der Laienmedizin gebraucht werden. Den kritischen Beobachter muß dies befremden, denn wir dürfen nicht davon ausgehen, daß in den Zeiten, in denen *Goethe* oder ein *Albertus Magnus* gelehrt und gewirkt haben, ausgerechnet im Bereich der Medizin lauter Nieten die Welt bevölkert hätten. Im Gegenteil! Wir sind ja heute noch stolz darauf, daß zum Beispiel ein *Hippokrates*, ein *Avicenna* oder ein *Paracelsus* zu den Vätern unserer Medizin zählen.

Der einzige Unterschied zwischen den Ärzten, die in dem Zeitabschnitt gelebt haben, der vor nun hundertfünfzig Jahren sein Ende gefunden hat und den danach lebenden Medizinern besteht darin, daß jene ihre Hauptaufgabe darin sahen, den kranken Organismus in seinem eigenen Heilungsbestreben zu unterstützen. Wir späteren Mediziner betrachten diese Selbstheilungstendenz des „Kyberneten Mensch" als sekundär und versuchen, mit Hilfe unserer technischen Möglichkeiten und nach unseren Vorstellungen „neue Ordnung" zu schaffen. Hierbei übersehen wir allerdings, daß wir in eine ungeheure Vernetzung wirbelnder Prozesse „eingreifen", welche in der Sekunde in jeder Körperzelle etwa eine Million Informationsbits freisetzen. Diese Informationseinheiten folgen definierten Flußpfaden und laufen nicht wie ein „sprinkling" ab.

Die einzelnen Atome, welche allerdings durch Elektronenbindekräfte aneinander festhalten, machen hierbei pro Sekunde 10^{11} Kollisionsbewegungen aufeinander zu bzw. versuchen mit einer Frequenz von 10^{10} umeinander zu tanzen. Das geschieht mit einer Geschwindigkeit, welche in etwa MACH 2,5 entspricht. Allein die Produktion von bivalenten Antikörpern in einem einzigen B-Lymphozyt ist so ungeheuer, daß man sie sich nicht vorstellen kann. In 90 Sekundentakten werden an je 10 Millionen Ribosomen ein Antikörper gebildet, wobei jeder der Ribosomen 100 Aminosäuren auswählt und miteinander verknüpft. Was die Herstellung ganzer Organe betrifft, so sollte man sich vorstellen, daß – wenn drei Millionen Elektriker im 10 Sekundentakt eine Lötstelle anfertigen, diese 10 Jahre ununterbrochen arbeiten müßten, um nur ein Gehirn neural zu verbinden.

Nicht zu Unrecht behaupten daher manche Wissenschaftler, daß die Medizin im Grunde versucht, an einem Computer mit einem Vorschlaghammer zu reparieren.

Heute ist abzusehen, daß diese „moderne" Anschauung der Medizin im Bereich der Heilkunde zu denselben katastrophalen ökologischen Nebenerscheinungen führt, wie sie im Bereiche der Umwelt auftreten, die wir gleichfalls mit den uns zur Verfügung stehenden modernen Hilfsmitteln verändert haben. Zwar haben wir eine große Anzahl von Seuchen ausgerottet und die Sterblichkeit der Kinder weitgehend herabsetzen können, verzeichnen jedoch stattdessen eine stetige Zunahme von sogenannten Zivilisationserkrankungen (Stoffwechselleiden). Daß letztere durch die Unzahl chemischer Mittel, welche ein Mensch im Laufe seines Lebens zu sich zu nehmen gewohnt ist, nicht gerade günstig beeinflußt werden, weiß jeder Hausarzt. Nach einer jüngeren amerikanischen Statistik belaufen sich allein die Lebensmittelzusätze, die wir essen, pro Kopf und Lebenslauf auf einen Zentnersack. Der Durchschnittsamerikaner nimmt pro Jahr ca. 1000 Tabletten ein. Und es ist wohl nicht verwunderlich, daß das wissenschaftliche Institut der AOK zu Beginn der neunziger Jahre festgestellt hat, daß mit zunehmender Ärztedichte nicht nur die Morbidität ansteigt, sondern – in der Tat – auch die Sterbeziffern. Wie in der freien Umwelt anerkennen wir aber – kurzsichtigerweise – nur unmittelbar auftretende Schäden. Die durch langsame Aufsummierung entstandenen und sich über Jahrzehnte hinweg erstreckenden Gleichgewichtsverschiebungen, welche zu irgendeinem späteren Zeitpunkt schließlich eine Gesundheitskatastrophe hereinbrechen lassen, werden dagegen als schicksalhaft und unvermeidbar angesehen. Auch hierin unterscheiden wir uns von unseren ärztlichen Vorfahren. Jene haben bereits formuliert, daß die Funktionen innerhalb des Körpers in netzartigen Verknüpfungen untereinander vielfach verbunden sind, während wir heutigen linear-causalen Verbindungen nachgrübeln, indem wir aus dem Lebendig-Vernetzten Teile herausschneiden, welche wir übersehen können und dann vom Einzelnen auf das Ganze schließen, was wissenschaftlich gesehen eine Farce ist. Als Krönung des Ganzen bezeichnen wir diesen Vorgang dann als „objektive Medizin".

Wenn wir einen so komplizierten Organismus, wie ihn der menschliche Körper darstellt, betrachten und ihn in der stündlich und täglich bedrohenden Umwelt agieren und handlungsfähig bleiben sehen, so stellt dies schon ein großes Wunder dar. Die gesamten Abwehr- und Integrationsmechanismen spielen sich auf molekular-atomarer Ebene ab und sind sogar – wie wir heute aus der psychologischen Forschung wissen – abhängig von Kräften, die wir als Geist oder Idee bezeichnen müssen.

Der japanische Forscher *Hiroshi Motoyama* hat die Zusammenhänge von Organ und Geist in einem Schema so dargestellt:

Gestaltsbewegungen ↔ Bio-elektrochemische Prozesse ↔ Physikalische Prozesse ↔ seelische Prozesse ↔ Geistige Kräfte.

Aus diesen unterschiedlichen Prozeßebenen resultiert letztendlich das Lebewesen Mensch und auf all diesen Prozeßebenen spielen sich Regulations- und Gegenregulationsabläufe ab. Ohne ihr reibungsloses Funktionieren und ohne ihre ungestörte Kommunikation kann man sich Gesundheit nicht vorstellen. Es ist auch erklärlich, daß Heilungsbestrebungen, die ausschließlich auf der Reaktionsebene etwa der Chemie einsetzen, niemals imstande sein können, eine Fehlregulation zu ordnen, die sich über mehrere dieser Regulationsebenen zieht.

Regulationsebenen – Diagnostische und therapeutische Parameter		
Ebene	Therapie	Kontrolle
Gedanken Hygiene	Gebet, Visualisierung, Meditation, Gespräch, verbale Aussöhnung Wort/Bild-Gestaltung	Befinden, Immunprofil
Physikalische Prozesse	Fotorepair, Lichttherapie, Morather., Magnetfeld, Homöopathie, Akupunktur	Kirlian, Photonenfotos, EAV–Teste u.a. Kinesiologie
Tab. Forts. →		

Regulationsebenen – Diagnostische und therapeutische Parameter		
Ebene	Therapie	Kontrolle
Chemische Prozesse	O_2-O_3-Verfahren, Orthomolekulare Therapie, Phytotherapie, Chemotherapie	Laborproben
Struktur-Auf/Abbau	Immunmodulatoren, Enzyme, Organseren, Lektine, Operation, Radiatio	Röntgen, CT, Kernspin
Kinetische Ebene	Yoga, Sport, Feldenkrais, Atemther., Kinesiologie, Physiother.	Erscheinungsbild

Wir müssen uns fragen, warum wir nicht die eben aufgezeigten inneren Zusammenhänge in einem Organismus stärker benützen, um ihn gesund zu machen, wenn er erkrankte. Sicherlich liegt das zum Teil daran, daß wir uns scheuen, dort einzugreifen, wo unseren groben fünf Sinnen keine faßbaren Brücken erscheinen. Aber das ist ein Irrtum. Unser Organismus arbeitet ja selbst seit vielen Jahrtausenden nach seinen komplizierten Regeln und es ist durchaus legitim, ihm dabei zu helfen. Daß er uns die Ansatzpunkte dieser Hilfestellungen eindeutig liefert, soll dieses Buch beweisen.

Es ist ganz unwahrscheinlich, daß Vorgänge, die sich im Inneren des Körpers abspielen, an der Außenfläche niemals sichtbar werden. Jede Stelle des Körpers hängt letztendlich mit jeder anderen Stelle des Körpers zusammen. Jede Störung an irgendeinem Ort muß sich auch an allen anderen Orten kennzeichnen. Der Organismus reagiert ja stets als Ganzes, selbst wenn der Beobachter anscheinend und vordergründig nur eine bestimmte Stelle „Mordio" schreien hört. Jeder lebende Organismus ist in Form von Fraktalen aufgebaut und jedes Fraktal birgt ein Hologramm des Ganzen. Von einem gestörten Hologramm geht eine Dauerstörung im Sinne einer Rückkoppelung von Fehlinformationen auf das Ganze aus. Jede Stelle des Körpers, ja jede einzelne Zelle im Körper ist ein Hologramm des Gesamten. Es gibt einige Therapieformen, welche sich diese Anschauung in glücklicher Weise zu eigen gemacht haben und das Innere vom Äußeren her behandeln. Dazu zählen bestimmte Massagearten, die Akupunktur, die Neuraltherapie, Kneipp-Maßnahmen und das Schröpfen. Die Neuraltherapie und die Akupunktur erschüttern heute unser medizinisches Denken und unsere Heilprinzipien. Letztere ist eine Behandlungsmethode, die seit ca. 5000 Jahren nahezu unverändert besteht. Allein diese Tatsache weist darauf hin, wie gültig ihr gedanklicher Unterbau ist. Eine Eintagsfliege hätte sich nicht *so* lange gehalten.

Aber auch im westlichen Kulturkreis gibt es solch eine alte „invasive" Therapie, die sich freilich im Laufe von Jahrtausenden ganz bedeutend verfeinert hat: das Schröpfen. Ich behaupte, daß wir darauf weder heute noch jemals verzichten dürfen. Es greift unmittelbar in die Selbstregulation des Körpers ein auf Wegen, die wir uns nicht immer ganz deutlich machen können. Hierfür drei Beispiele:

Beispiel: palliative Therapie

Der 65-jährige Patient leidet seit Jahren an Morbus Hodgkin. Die Rezidive treten vorwiegend im Bereich des Mediastinums auf. Der Patient trägt eine Reihe von OP-Narben im Hals-Brust-Bereich sowie die Zeichen ausgiebiger radiologischer Therapie. Durch die Gabe von Corticosteroiden ist er aufgeschwemmt, ein Diabetes mellitus hat sich entwickelt und der Blutdruck ist angestiegen. Neue, raumfordernde Lymphome haben sich im Mediastinum gebildet und zu einer extremen Einflußstauung geführt. Das Gesicht des Patienten ist blaurot, die Halsadern sind daumendick. Es besteht ein inspiratorischer Stridor. Der Patient kann nachts nicht mehr schlafen, da er nur noch in sitzender oder stehender Körperhaltung Luft bekommt. Aufgrund der Veränderungen in der Lunge ist es zu einer Rechtsherzinsuffizienz gekommen.

Eine fachärztliche Behandlung wird abgelehnt, da der Patient ausbestrahlt und ausoperiert sei. Morphiate werden vorgeschlagen. Der Patient kommt in seiner verzweifelten Lage zum Naturheilarzt und dieser führt nun im Abstand von ca. 14 Tagen mehrfach Schröpfungen an den Reflexzonen für Lunge, Herz und Mediastinum durch. Schon nach der ersten Behandlung kann der Patient wieder im Lehnstuhl schlafen, nach der zweiten Behandlung sich wieder ins Bett legen, er bekommt wieder Appetit und Lebensmut, macht kleine Spaziergänge und gewinnt so noch etwa ein Dreivierteljahr erhöhter Lebensqualität. Dies wohlgemerkt ohne jegliche andere Behandlung.

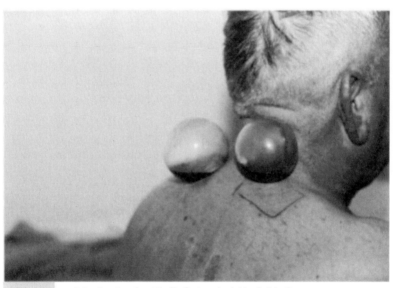

Abb. 1: „Mediastinaler Einflußstau bei Hodgkin"

Beispiele: Heilung

Eine 61jährige Frau leidet seit vielen Jahren zunehmend unter Oppressionsgefühlen im Brustkorb sowie unter Schmerzen im rechten Schultergelenk, die im Nacken rechts bis zum Schädel hinaufstrahlen. Zusätzlich klagt sie über ständiges Kreuzweh, Schwindel, Benommenheit und Durchfallneigung. Vom Hausarzt wurde sie auf Myocardose behandelt. Der Internist behandelte eine Cholestase, der Orthopäde ein Schulter-Arm-Syndrom und der Neurologe eine larvierte Depression. Auch ein Krankenhausaufenthalt hatte ihr keine Besserung der verschiedenen Leiden gebracht.

Die Patientin suchte mich zweimal im Abstand von 14 Tagen auf. Beidesmal wurde sie an bestimmten Punkten der Reflexzonen ihres Organismus geschröpft. Diese Reflexzonen betrachte ich als Triggerpunkte des kybernetischen Schaltsystems der Eigenregulation. Nach 4 Wochen war sie von ihrem langjährigen Leiden völlig befreit.

Mit 6 Jahren erlitt das jetzt 19-jährige Frl. S. einen Fahrradunfall. Seit dieser Zeit klagte die Patientin immer wieder über Schwindel sowie über ein Gefühl, als ob die linke Körperseite ihr nicht mehr zugehörig sei. In der letzten Zeit hatte sie alle 14 Tage schwerste Migräneanfälle, die teilweise bis zur Bewußtseinsstörung gingen. EEG, Computerschädeltomogramm, neurologische Untersuchungen verliefen ergebnislos. Ein Aufenthalt in einer Universitätsklinik erbrachte keine neuen Erkenntnisse und also auch keine Heilungsmöglichkeiten. Dafür erhielt die Patientin ein Antiepileptikum, das sie gut vertrug und das ihre Beschwerden linderte.

Die Patientin wurde von mir ein einziges Mal geschröpft, an einer Reflexzone, die für das durch den Fahrradunfall gestörte Halswirbelsäulensegment zuständig war. Die Beschwerden sind seither nicht mehr aufgetreten.

Ich behaupte, daß eine Therapieform, die imstande ist, so rasch und ohne jegliche Nebenwirkungen krankhafte Vorgänge im menschlichen Körper zu regulieren, nicht einfach vergessen werden darf. Sie darf nicht unter dem Vorwand der „Mittelalterlichkeit" abgetan werden, nur weil sich bis heute niemand die Mühe gemacht hat, ihrer Wirkungsweise gründlich nachzugehen: sie zu verwissenschaftlichen. Die Schröpftherapie ist eine regulative Therapie, die auf den Gesetzen der Natur aufbaut ohne sie zu manipulieren. Sie stellt einen die Selbstheilung bahnenden Reiz dar.

Nur in Katastrophenfällen ist es erlaubt, gegen herrschende, gesetzmäßige Abläufe der Natur Gewaltmaßnahmen zu gebrauchen, da Gewaltmaßnahmen ihrerseits immer auch Zerstörungen anrichten. Die Katastrophenfälle in der Medizin betragen aber nach einem Ausspruch *Heilmeyers* ca. 25% aller Leiden, an denen ein Mensch erkranken kann. Auch die Krankenziffern belegen diesen Sachverhalt: nur 5% aller Krankheitsfälle werden in Universitätskliniken behandelt, 10 weitere in Krankenhäusern und ca. 85% von frei praktizierenden Ärzten. Wenn man davon ausgeht, daß in diesen 85% die Regulationsfähigkeit des Kranken noch gegeben ist, so sind hier eigentlich Allopathie und Schulmedizin – weil oktroierend und regel„widrig" – fehl am Platze. Unumgänglich ist der Dirigismus in der Medizin nur, wenn Selbstregulation versagt, nicht schnell genug wieder installiert werden kann und das Individuum aus einer Lebenskatastrophe zu retten ist. Daß man dabei dann neue Belastungen in den Stoffwechsel setzt, welche Nachfolgeschäden erzeugen, muß in Kauf genommen werden. Man sollte jedoch nicht übersehen, daß heute in der BRD jährlich 250 000 schwere Arzneinebenwirkungen gemeldet werden und man von etwa 40% iatrogenen Krankheiten spricht. Die Medizin des 20. Jahrhunderts mit ihren dirigistischen Maßnahmen ist für diese 25% „Katastrophenfälle" sicherlich erforderlich und unumgänglich. Das Schröpfverfahren gehört dagegen zu den „sanften Alternativen", mit deren Hilfe die übrigen 75% zurechtgerückt werden können. Es ist ein Naturheilverfahren, mit denen regelfähige Erkrankungen zunächst und an erster Stelle therapiert werden sollten.

Schloß Lindach bei Schwäbisch Gmünd

im September 1998 *Dr. med. Johann Abele*

Inhaltsverzeichnis

Vorwort	**V**
1. Historischer Überblick	**1**
2. Grundlagen	**4**
2.1 Die Theorie der Schröpftherapie	4
2.2 Der Rücken als ein Spiegel innerer Leiden, ein diagnostisches Arbeitsfeld	9
2.3 Der Schröpfort als Focus (Störfeld) in der vegetativen Basis	38
2.3.1 Die heiße oder rote Gelose	42
2.3.2 Die kalte oder blasse Gelose	45
2.3.3 Die Übergangsgelose	47
2.4 Definition des Schröpfungsvorganges	48
2.5 Die Trockenschröpfung und die Saugglockenmassage	53
2.6 Ausblick	59
3. Praxis der Schröpfbehandlung	**65**
3.1 Gerätschaften	65
3.2 Technik des Schröpfens	71
3.3 Komplikationen beim Schröpfen	76
3.4 Vorsichtsmaßnahmen	79
3.5 Indikationstopologie	81
3.5.1 Die Nackenzone – Okzipitalzone	84
3.5.2 Das Schulterdreieck	86
3.5.3 Die Gallezone und der Leberbuckel	90

3.5.4	Das Regulationssystem Herz und Magen	93
3.5.5	Der Depressionsbuckel	95
3.5.6	Das Tor des Windes	96
3.5.7	Die Pankreaszone (Allergiezone)	98
3.5.8	Die Nierenzone (Regulationssystem Niere-Blase)	99
3.5.9	Die hyperazide Gastritis	103
3.5.10	Die Lumbagozonen (Darmzonen)	104
3.5.11	Die Schröpfung bei Interkostalneuralgien	106
3.5.12	Die Lumbalecke	108
3.5.13	Die blutige Schröpfung über oder unmittelbar lateral der Spina iliaca posterior superior	111
3.5.14	Die Hypertoniesülze	112
3.5.15	Besondere Schröpfstellen	114
3.6	Indikationstopologie für die Trockenschröpfung	117
3.6.1	Die Nackenzone	117
3.6.2	Das Schultergelenk	118
3.6.3	Die Magenzone	119
3.6.4	Die Thoraxvorderseite	120
3.6.5	Der Brustbereich	120
3.6.6	Der obere und mittlere Rücken	121
3.6.7	Die Kreuzbeingegend	122
3.6.8	Unterbauch, Leiste, Innenseite der Oberschenkel	122
3.6.9	Rheumatische Prozesse, Durchblutungsstörungen, Geschwüre	124

Schlußwort 125

Kontakt-Adressen 131
Literatur 133
Index 135

1 Historischer Überblick

Die Überlegungen, etwas Krankhaftes aus dem Körper durch künstlich angelegte Öffnungen einfach herauszuholen, sind uralt. Wir finden solche rituellen Handlungen in nahezu allen Kulturkreisen am Beginn der Zivilisation. Die Chirurgen haben dieses Vorgehen dann später für sich beansprucht und es mit einem klassischen Satz belegt, *ubi pus, ibi evacua*.

Beim Schröpfen entnimmt man an bestimmten, vom kranken Körper angezeigten Stellen am Rücken des Patienten eine dort „extra circulationem" liegende Menge Blut: *ubi plethora, ibi evacua*. Der Schröpfschnäpper ist „das Messer des Internisten".

Das erste, historisch gut belegbare Zeugnis ärztlicher Schröpftätigkeit, findet man auf Arztsiegeln, die ca. 3300 v. Chr. in Mesopotamien angefertigt worden sind. Ähnliche Siegel benutzte man später in Griechenland. Der Schröpfkopf galt dort als Emblem des Arztes, ein Zeichen dafür, wie bedeutend diese Therapieform gewesen sein mag. *Hippokrates* (400 v. Chr.) gab detaillierte Anweisungen zum Gebrauch der Methode.

Im sogenannten Veterinär-Papyros (Ägypten 2200 v. Chr.) sowie in der Ajurveda (älteste indische Arztschrift ca. 1500 v. Chr.) wird über das Schröpfen berichtet.

In der römischen Kulturepoche befaßten sich offenbar mehr Laien mit dem noch etwas blutigen Handwerk, wie dies später im deutschen Mittelalter und in der Renaissance den Badern und Feldschern überlassen blieb. Aber so bedeutende Ärzte wie

Celsus (30 v. – 38 n. Chr.) oder *Galenus* (120 n. Chr.) verankerten die Schröpfkunst in damals und späteren Jahrhunderten überall gelesenen ärztlichen Schriften. Von *Paracelsus* (1493 – 1541) stammt folgender Satz: „Wo die Natur einen Schmerz erzeugt hat, da hat sie schädliche Stoffe angehäuft. Ist die Natur nicht imstande, diese selbst auszuleeren, so muß der Arzt an dieser Stelle eine künstliche Öffnung machen, um ihr zu Hilfe zu eilen".

Dies deutet vornehmlich auf die Tatsache, daß das Schröpfen die wohl effektivste Methode darstellte (und auch heute noch darstellt), Rückenschmerzen rasch und nebenwirkungsfrei zu beseitigen. *„Sweme iszt in dem rücke we, deme srepfet man darmite"* (Kuning vom Odenwalde). Dieser Ausspruch bezieht sich auf das Schröpfen mit Kuhhörnern.

In alter Zeit wurden alle möglichen hohlen Gegenstände zum Schröpfen verwendet, um aus der angeritzten oder angestichelten Haut das „gestockte Blut" abzuziehen: Kalebassen in Afrika, Bambusrohre in Indien, Kuhhörner in den germanischen Ländern...

Im 16. Jahrhundert finden wir in Europa das Schröpfen weitverbreitet und bedeutende Ärzte erfanden verschiedene mechanische Instrumente dazu. Namen wie *Fallopio, Vidius, Dallacroce* seien genannt. *Christoph Willibald Hufeland*, einer der bedeutensten deutschen Ärzte im 19. Jahrhundert lobte die Methode über alle Maßen bei Krankheiten der Augen, der Lunge, des Herzens, bei Rückenschmerzen und anderem.

Seit dem 20. Jahrhundert liegt die Schröpfungstherapie wieder überwiegend in Händen von Heilpraktikern. Nur wenige Ärzte haben nie aufgehört, sie zum unverzichtbaren Rüstzeug des Naturheilarztes zu erklären. Unter diesen Ärzten nimmt *Bernhard*

Aschner eine herausragende Stellung ein. 1883 geboren, wurde er Chirurg für experimentelle Gehirnchirurgie und Gehirnendokrinologie in Wien. Als erstem Forscher gelang es ihm, die Hypophyse operativ zu entfernen und damit ihre Physiologie aufzuklären. 30 Jahre später bekam *B. Houssay* für die selben Arbeiten den Nobelpreis. Später habilitierte er sich in Halle als Professor der Gynäkologie und war wohl einer der ersten wissenschaftlichen Rheumatologen. Er entriß eine ganze Anzahl inzwischen vergessener Heilverfahren der Vergangenheit und heilte mit ihnen konstitutions- und zivilisationsbedingte Leiden, die damals wie heute eine crux medicorum darstellen: Rheuma, Depressionen, Bandscheibenleiden, Arthrosebeschwerden, Menstruationsanomalien.

Seine Bücher (siehe Anhang) sind für den naturheilkundigen Arzt eine Fundgrube nützlicher Hinweise und Ratschläge bei der Behandlung hartnäckiger Leiden, für welche die heutige Medizin keine Mittel bereitstellt, weil sie nicht in der Lage ist, die Konstitution eines Kranken zu begreifen und sie im Rahmen der jedem Körper möglichen Eigenregulation umzuwandeln.

2 Grundlagen

2.1 Die Theorie der Schröpftherapie

Blutige Schröpfung – Was geschieht dabei?

Der Schröpftherapeut ritzt bestimmte Stellen am Rücken seines Patienten mit einem speziellen Gerät (Schnäpper). Darauf setzt er eine evakuierte Glasglocke und saugt eine wechselnd große Menge Blut in sie ab. Der Patient erhebt sich meist unmittelbar nach Beendigung der Therapie mit den Zeichen beginnenden Wohlbefindens.

Wie kann man sich das vorstellen?

Wenn wir den Rücken eines Kranken abtasten, so stoßen wir auf schmerzhafte Areale. Dies gilt nicht nur für orthopädische Leiden, bei denen Rückenschmerzen aufgrund falscher statischer Belastungen oder durch Bandscheibenzerstörungen auftreten. Es gilt auch nicht nur für Rheumakranke, bei denen weichteilrheumatische Veränderungen in den Muskeln und Gelenken um die Wirbelsäule unerträgliche Spontanschmerzen erzeugen. Sondern wir finden diese schmerzhaften Areale auf Fingerdruck auch bei inneren Erkrankungen. Dies liegt zunächst daran, daß jedem Organ auf dem Rücken ein Haut-Unterhautbezirk zugeordnet ist. Diese Zuordnung entstammt der Ontogenese, der gemeinsamen Abstammung von Organen und Rückenmarkszonen aus der Neuralleiste. Wir sprechen später von Organ-Reflexzonen am Rücken und tasten in ihnen Veränderungen, wenn das verschwisterte Organ in der Tiefe des Leibes verändert oder in seiner Funktion gestört ist. Die Möglichkeit, durch Ordnung der Veränderungen in der Reflexzone (auch Segment genannt) ebenso eine Reorganisation im Körperinneren zu erreichen, ist seit Jahrzehnten bekannt und gut erforscht. Man kann die Tiefenwirkung der außen angreifenden Therapie zunächst über die Reflexbögen – cuti/viszeral – viszero/cutan – erklären.

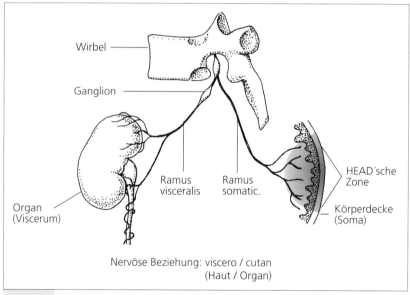

Abb. 2: Niere und Headsche Zone

Die Erforschung dieser Reflexbögen verdanken wir Ärzten wie: *Head* und *McKenzie* 1889 (Headsche Zonen), *von Staa* und *Hansen* 1938, *Dittmar* 1942 und auch Masseuren, wie den Brüdern *Griffin* aus USA 1834, *Ling* in Schweden 1834, *Abrams* 1910, *von Puttkamer* 1947 und *Theirich/Leube* (Bindegewebsmassage) ab 1950. Die Jahreszahlen beziehen sich auf die Hauptveröffentlichungen. Jede am „Außen" des Körpers angreifende Therapie ist zunächst einmal Segmenttherapie. Wie wir später noch sehen werden, ist die Schröpfung aber mehr als dies.

Trockene Schröpfung – Was geschieht dabei?

Bei der trockenen Schröpfung wird die Haut nicht verletzt. Durch geeignete Maßnahmen wird an der Gelose (Störfeld) ein Saugereiz erzeugt, welcher rote Blutkörperchen aus dem Gefäßsystem in das Perivasculum saugt, ohne daß es zu einer Verletzung der Haargefäße kommt (trockene Diapedese). Diese Extravasate müssen vom Bindegewebsreißwolf wieder entfernt werden. Um ihn zu aktivieren, muß der Organismus die betroffene Stelle erheblich besser durchbluten. Dies stellt eine umfassende Aktivierung aller Lebensvorgänge in der behandelten Zone (gestörten Reflexzone) dar. Das wirkt sich im Sinne der Reflexologie direkt auf die mit ihr verbundenen Zielorgane aus, und im Sinne der Holistik auf das Ganze als wieder normalisierte Informationsrückkoppelung.

Beispiele

Orthopädische Leiden

Der 35-jährige Polizist A.K. leidet seit 10 Jahren (seit einem Sportunfall) an Rückenschmerzen. Aufgrund der Infraktur eines Wirbels und der zusammengesinterten Bandscheibe, hat sich eine geringe Kyphose ausgebildet. Die Rückenstrecker sind im Bereich der Fraktur chronisch verspannt und es haben sich Myogelosen aufgebaut. Die Schmerzen, die im Bereich unterhalb der Frakturstelle liegen, strahlen zum Teil in beide Beine aus. Der Patient ist in seiner Bewegung gehemmt und kann vor allem seinen geliebten Reitsport nicht mehr ausüben.

Die blutige Schröpfung an den Myogelosen, die – wie gesagt – caudal von der ehemaligen Fraktur liegen, bringt zunächst eine sofortige Schmerzbefreiung über Tage. Im Abstand von 4 Wochen, später von einem Vierteljahr wird noch 3mal weitergeschröpft. Durch die Schröpfung brechen offenbar die Anlässe für die Bildung neuer Myogelosen in sich zusammen. Es kommt zu einer regulativen, ständig guten Durchblutung im ehemals gestörten Segment. Die Schmerzen verschwinden für immer und der Patient kann auch größere Belastungen, wie zum Beispiel das Reiten, wieder mühelos vertragen.

Weichteilrheuma

Die 51-jährige Hausfrau hat seit etwa 7 Jahren zunehmend Schmerzen im Bereich der Ellenbogen, der Schultern und des Nackens. Sie treten vor allem beim Fensterputzen, beim Bügeln und beim Wäscheaufhängen auf. In der letzten Zeit klagt sie über angeschwollene Finger morgens beim Erwachen. Sie kann ihren Ring nicht mehr ausziehen, die Finger schmerzen und fühlen sich an wie prallgestopfte Wienerwürstchen. Massagen, Unterwassertherapie, Fango und Chirotherapie sowie Antirheumatika führen nicht zu einer Besserung. Eine Spritzenkur mit Pyrazolonen und Derivaten davon führt nur vorübergehend zu Beschwerdelinderung, bringt jedoch als Nebenwirkung, Schwindel, Herzbeschwerden und eine Magen-Darm-Störung mit sich.

Die Patientin wird 3mal nacheinander im Bereich der Schultern blutig geschröpft und es wird ihr ein pflanzliches, nierenwirksames Mittel verordnet. Nach Ablauf von 4 Wochen ist sie so gut wie geheilt. Länger andauernde, stark belastende Arbeit (wie z.B. Fensterputzen) führt zu geringfügigen Rückfällen, die im Verlauf weiterer Jahre immer wieder mit einer einzigen therapeutischen Sitzung wegbehandelt werden können.

Gallenleiden

Die jetzt 72-jährige Patientin klagt seit ca. 30 Jahren über rezidivierende Gallenkoliken. Die Galle wurde ihr schon vor 15 Jahren operiert. Es fanden sich Steine. Die Patientin ist cholerisch, hat einen gestörten Schlaf, erschreckende Träume, klagt über migräneartige Kopfschmerzen, Schweißausbrüche (klimakterische Hitzewallungen) und einen harten Stuhl. Bei der Durchuntersuchung fällt auf, daß im Gallereflexsegment des Rückens eine überaus starke, schmerzhafte Gelose sitzt. Man hat beim Darüberstreichen den Eindruck, daß sich unter dieser Stelle eine varizenartige Ansammlung von Blut befindet.

Die Patientin wird einmal an dieser Stelle blutig geschröpft. Nach 4 Wochen berichtet sie telefonisch, daß die Kopfschmerzen seither nicht mehr aufgetreten seien, auch die Gallenkoliken hätten aufgehört. Der Stuhlgang hätte sich normalisiert und die Hitzewallungen wären drastisch zurückgegangen. Nach einem halben Jahr meldet sie sich wieder in der Praxis. Sie klagt, daß sich nach mehreren Aufregungen die alten Beschwerden wieder eingestellt hätten. Eine erneute Schröpfbehandlung heilt die Patientin für etwa 1 Jahr. In der Folgezeit stellt sie sich 1mal jährlich vor, um diese für sie so segensreiche Therapie durchführen zu lassen. Sie benötige seither keinerlei Medikamente mehr.

2.2 Der Rücken als ein Spiegel innerer Leiden, ein diagnostisches Arbeitsfeld

Die meisten und vor allem die wichtigsten Schröpforte befinden sich am Rücken des Patienten, in einer Ordnung, welche schon in frühesten Zeiten wohl bekannt gewesen ist. Der Rücken eines Kranken bietet der tastenden Hand des Arztes (Cheiros = Hand / *Chiron* = Lehrer des ersten Arztes, nämlich des *Asklepios*) ganz auffällige Zeichen.

Über den Rücken ziehen die Trennungslinien der uns westlichen Ärzte bekannten quersegmentalen, zentralnervösen Gliederung des Körpers (→ Abb. 3). Aber es ziehen gleichermaßen über ihn auch andere Trennungslinien, zum Beispiel jene, welche der Amerikaner Dr. med. *Fitzgerald* beschrieben hat. Kenntnisse hiervon soll er indianischem Volkswissen entnommen haben (→ Abb. 5).

Westlichen Ärzten ist seit *Head* und *McKenzie* bekannt, daß bei Krankheiten innerer Organe spezifische trigger points (Irritationszonen) in der *queren Segmentation* des Körpers – und da vor allem paravertebral gelegen – auftreten. Man nennt sie Maximalpunkte in den *Head-McKenzie-Zonen*. Maximalpunkte der *Längssegmentation* des Körpers finden wir z.B. an den Fußsohlen (Zonen nach *Ingham/Marquardt*, → Abb. 6), dem Schädel (Schädelakupunktur), den Zähnen (*Kramer*) und auf dem Harnblasenmeridian der Akupunkturlehre (→ Abb. 4).

Es ist logisch, daß bei Erkrankungen eines Körperbezirkes Triggerpunkte aller Regelsysteme, welche diesen Bezirk überwachen, gleichermaßen zu Alarmpunkten werden. Ebenso logisch ist es, daß die richtige Therapie an *einem* kybernetischen System die Alarmpunkte an den *anderen* auslöschen kann. Die

Schröpfpunkte am Rücken stellen sich als Alarmpunkte dar, die an Schnittstellen der queren und längssegmentierten kybernetischen Überwachung des Körpers liegen. Da die Natur keine Einbahnstraße kennt, bedeuten diese Trigger-Punkte gleichzeitig Orte der Diagnostik wie auch Orte der Therapie. Sie haben ambivalente Qualitäten.

Lange vor der Ära medizinischer Hilfsmittel und histologisch-chemischer Untersuchungsmethoden haben Ärzte und Forscher den menschlichen Körper daraufhin untersucht, ob er nicht genaue Hinweise geben kann, wo eine Erkrankung sitze, welcher Art sie sei oder sogar, woher sie komme. Die Entstehungsursache der vielfältigsten Krankheiten hat man einmal in einem Hinfälligwerden der inneren Abwehr gesehen und zum anderen in einem Schuldigwerden des Patienten, der seine „Sünden" durch das Überstehen einer Erkrankung abbüßen müsse.

Dieses „Schuldigwerden" können wir heute feiner differenzieren und betrachten es als Ausdruck von Belastungen mit nachfolgenden Regulationsstörungen. Sie treffen wohl den ganzen Organismus, toben sich jedoch besonders am schwächsten Glied der Organkette aus, nach dem wir dann die „betreffende" Konstitution benennen. Wenn also das Gallensystem besonders anfällig erscheint, so bedeutet das eine Gallenkonstitution. Im Bindegeweborgan drückt sich die Störung deshalb aus, weil es in der Natur keine Einbahnstraßen gibt, sondern Rückkoppelungsvorgänge und das Bindegewebe der Zelle in Bezug auf Stoffwechsel und Informationsfluß untrennbar vorausgeschaltet ist (Einheit von enddifferenzierter Zelle und Glycocalix nach *Heine*). Erbkonstitutionelle Zeichen lesen wir bereits beim Kleinkind an den Reflexzonen des Rückens.

Zweitens führt die Lebensweise manches Patienten zu Überforderungen seines Stoffwechsels und später zu Organschäden im konstitutionell schwächsten Organ sowie zu begleitenden Stoffwechselstörungen in allen mit ihm besonders verknüpften Körperteilen. Der Sinologe *Porkert* hat daher das Konstitutionsorgan mit „seiner" Großregion einen Organ „orbis" genannt.

Auch psychische Belastungen haben „ihre" Reflexzonen. Schon der Sprachgebrauch regelt dies deutlich: die Galle kommt mir hoch (Zorn), die Laus läuft über die Leber (Resignation), das Herz bricht mir (Gram, Schreck), es geht mir an die Nieren (Furcht, Vertrauensverlust). Da wir heute die engen neurophysiologischen Verbindungen vom Großhirn über die *formationes reticulares* bis hin zu den Haut-Reflexzonen kennen, nimmt es nicht wunder, wenn Organschäden „nur" durch psychische Belastungen auftreten und bei sachgemäßer Psychotherapie wieder verschwinden. Die Reflexzone kündet bereits lange Zeit vor dem Auftreten von Organschäden von einer Belastung des Organs und wenn andere Noxen ausgeschlossen werden können – auch von der Art der psychischen Alteration. Beim Patienten liegen im klinischen Sinne lediglich Befindensstörungen vor; in den Reflexzonen findet sich der (psychische) „Befund". In diesem Zusammenhang beachte man besonders die Tabelle auf Seite VIII „Regulationsebenen, Diagnostische und therapeutische Parameter".

Der Körper drückt seine Leiden in einer so reich differenzierten Sprache aus, wie dies etwa die im Reagenzglas zu findenden Bruchstücke abgestorbener Organzellen niemals vermögen. Der Untersucher, welcher diese Zeichen zu deuten weiß, die unser innerer Arzt – der *Archäus* des *Paracelsus* – Augen und Fingern hinsetzt, wird eine Erkrankung bereits im Entstehen behandeln und vernichten können.

„Was wir mit dem Röntgenapparat gewonnen haben, das haben wir aus den Fingerspitzen verloren". Diesem markanten Satz

August Biers – in unserem Jahrhundert wohl einer der berühmtesten Chirurgen und gleichzeitig ein Verfechter der natürlichen Lebensordnung – soll noch ein zweiter zugefügt werden: „Je mehr die Medizin sich vom Krankenbett entfernt, desto mehr erstarrt sie im Dogmatismus".

Die diagnostischen Ergebnisse beim Studium von Reflexzonen kann man freilich nur mit qualitativen, höchstens halb-quantitativen Laboranalysen vergleichen. Man erhält aus ihnen jedoch nicht eine statische Wertung der Erkrankung eines Organismus, sondern eine höchst fesselnde, dynamisch-kausale, dem Fließgleichgewicht des Organismus angemessene. Der Körper spricht gleichsam zum Arzt: „Im Augenblick befindet sich das Maximum meiner Regulationsstörung in diesem oder jenem Regelkreis und Organabschnitt und kann durch Eingriff an der entsprechenden Reflexzone in diesem Augenblick auch dort am besten beeinflußt werden".

Wer viele Jahre lang oder gar über Jahrzehnte die Rücken seiner Patienten beobachtet, wird merken, daß mit zunehmendem Alter oder zunehmender Allgemeinbelastung sich eine Änderung im Zonenbild einschleicht.

Diese Änderung tritt nicht nur deshalb auf, weil der Patient vielleicht im Laufe dieser Jahre über verschiedenartige Leiden klagt, sondern weil der Körper mit anderen Erscheinungen auf immer gleiche, von außen oder innen kommende Störungen reagiert; weil also diese Störungen in andere energetische Abschnitte (Regelkreise) fallen und dort verarbeitet werden.

Aus der langen Reihe der Ärzte und Forscher, die sich mit den spinalen Reflexzonen beschäftigt haben, muß man folgende Namen kennen: *Weihe* 1883, *Head* und *McKenzie* 1889, *Abrams* 1910, *von Staa* und *Hansen* 1938, *von Puttkamer* 1947 und *Pischinger* 1971. Die Jahreszahlen beziehen sich auf die Hauptveröffentlichungen. *Pischinger* erbrachte in seinen Arbeiten sozusagen den lückenlosen Beweis dafür, wie periphere Reize sich in der Reflexzone und von dort aus im Organ weiter fortpflanzen, und welche Stoffwechselvorgänge dabei ablaufen. Er untersuchte die Einzelfunktionen in der „Basis des Lebensgeschehens" – der Einheit von Bindegewebe, Nervenende, Organzelle, Kapillarschlinge, Lymphstrom und Bindegewebszelle. In jüngster Zeit haben die Professoren *Heine* (Uni Herdecke) und *Hauss* (Uni Münster) diese Forschungen weiter vorangetrieben. Wir können heute davon ausgehen, daß das Bindegewebe ein einheitliches Organ darstellt mit einheitlichen Reaktionsformen und einheitlichen Funktionen. Die sogenannte Organzelle (Herz-Niere-Leber etc.) sitzt nicht nur wie ein Zahn im Zahnfach stabil in ihm, sondern ist mit einem Eiweiß-Zuckerkomplex untrennbar mit ihm in eine Reaktionseinheit verschweißt. Vorgänge an dieser offenen Grenze spielen sich in homöopathischen Dilutionsgrößen ab (etwa D4 bis D6) und haben allesamt elektromagnetische Kraftfeldverschiebungen zum Anlaß und zur Folge, also End-zu-End-Polarisierungen an den beteiligten Molekülen.

Die Beschaffenheit dieses Bindegewebes kann nun eher gelös (Starre und Übermaß an gepufferten Säuren) sein, oder mehr solartig (flexibel und Übermaß an gepufferten Basenbildnern).

Die Neugier des menschlichen Geistes, der nun weiß, „was auch hinter dem Bilde ist", darf zufrieden sein.

Topographie am Rücken

Betasten wir den Rücken eines Gesunden, so finden wir nirgends schmerzhafte Gelosen, Härten, schlaffe, tote Stellen oder sulzige Einsenkungen über Spinalfortsätzen. Anders beim Kranken.

Härten und Gelosen über den Musculi supraspinali und im oberen Anteil des Musculus trapezius sowie dem dortigen Bindegewebe deuten mit Sicherheit auf chronische oder exazerbierte Entzündungsprozesse im Rachenbereich hin. Das seien Tonsillen, Nebenhöhlen, *Waldeyer*scher Rachenring, Zähne, Parodontium, Mastoid, Mittelohr. Diese Schulterzonen deuten auf den Herd, selbst wenn dieser mangels anderer Beweise nur schwer zu finden ist. Mit bioelektronischen Meßgeräten kann man ihn immer offenbaren.

Zu zwei Dritteln sind die Tonsillen die Verursacher solcher Herde, und dies gerade dann, wenn sie klein und unscheinbar aussehen. Saugt man Sekret aus ihnen (roedern) und kultiviert dies anschließend auf Nährböden, kann man bakteriologisch nachprüfen, daß in diesen ausgebrannten Ruinen einstiger Abwehrorgane die hartnäckigsten Erreger wie Plaut-Vincent oder hämolysierende Staphylokokken und Streptokokken nisten.

Die Härten in den oben beschriebenen Rückenpartien kann man für unterschiedliche Erkrankungen verantwortlich machen, so zum Beispiel für die nächtlichen Armparästhesien, das Anschwellen der Finger morgens, die Omarthritiden und Brachioneuritiden, für den Tennisellenbogen und für Schmerzen, die in den Nacken und zum Hinterhaupt ausstrahlen. Werden solche Härten nicht behandelt, so kann auch eine chronische Tonsillitis oder eine Nasennebenhöhlenentzündung nie ausheilen.

Weiter kranial, im Bereich des Nackens (Segment C 4) finden sich nicht selten Härten, die entweder Ausdruck einer Wirbelkörperblockade sind oder Neben-Reflexzonen für Unstimmigkeiten der Nieren-, Magen-, Galle- und Leber-Funktion. Jedes Organ hat in C 4 eine Nebenprojektion. Die Tabelle auf der folgenden Seite zeigt dies gut. Dies weist darauf hin, wie wichtig bei allen Leiden die therapeutische „Zusatzarbeit" im Segment C 4 ist.

2.2 Der Rücken als ein Spiegel innerer Leiden

Sitzt auf der linken Schulter isoliert eine Muskel-Bindegewebshärte, manchmal die Schulter erhöhend wie ein Rucksack, so deutet dies auf ein chronisch gepeitschtes Herz hin. Streß, Hyperthyreose, chronischer Hochdruck, aber auch fokale Extrasystolie sind in diesem Falle die Ursachen. Bei der Myokarddilatation wegen Klappenfehler oder wegen Altersherz finden wir den „Herzbuckel" kaum.

Um den 7. Halswirbel sieht man oft eine sulzige Erhebung, den „Hormonbuckel". Man findet ihn im Zusammenhang mit hormonellen Störungen. Oft handelt es sich um Ausdruck einer hypophysären Adipositas, um hormonelle Wasserretention, um Diabetes mellitus, ovarielle Unterfunktion, und zwar um sekundär oder primär entstandene sowie auch um nephrogene Hypertonie. Eine kleine, isolierte Härte rechts neben dem Prominens kann auf ein Myom hinweisen.

Kaudal an die Herzzone, auf der linken Seite des Rückens, fügt sich langgestreckt die Zone für den Magen und die Bauchspeicheldrüse an. Bei chronischer Gastritis und Ulkus ist sie deutlich druckschmerzhaft. Es können in ihr kleinere, isolierte Gelosen besonders druckdolent sein.

Inneres Organ	Lokalisation der reflektorischen und algetischen Zeichen am Integument
Herz	Kopfzonen C 3 und **C 4** links, C 8 bis T 9 vorn und hinten links
Aorta	C 3 und **C 4** links, C 8 und T 6 vorn beiderseits
Rechte Lunge und Pleura	Kopfzonen C 3 und **C 4** rechts, T 2 bis T 9 vorn und hinten rechts
Linke Lunge und Pleura	Kopfzonen C 3 und **C 4** links, T 2 bis T 9 vorn und hinten links
Tab. Forts. →	

Inneres Organ	Lokalisation der reflektorischen und algetischen Zeichen am Integument
Oesophagus	T 3 bis T 5 vorn beiderseits
Magen	Kopfzonen, C 3 und **C 4** links, T 5 bis T 9 ventral und dorsal links
Duodenum	C 3 und **C 4** rechts, T 8 und T 10 ventral und dorsal rechts
Leber und Gallenblase	Stirnzone über der rechten Augenbraue, C 3 und **C 4** rechts, T 6 bis T 10 ventral und dorsal rechts
Pankreas	**C 4**, T 7 bis T 9 ventral und dorsal links
Milz	Kopfzonen, C 3 und **C 4** links, T 7 bis T 11 ventral und dorsal links
Jejunum	T 9 bis T 11 ventral links
Ileum	T 10 bis T 11 ventral rechts
Coecum und Colon ascendens	C 3 und **C 4** rechts, T 11 bis L 1 ventral rechts
Appendix	C 3 und **C 4** rechts, T 11 und T 12 ventral rechts
Colon transversum proximal vom Cannon-Böhmschen Punkt	**C 4** rechts, T 11 ventral rechts
Colon transversum distal vom Cannon-Böhmschen Punkt	**C 4** links, T 11 ventral links
Colon descendens	C 3 und **C 4** links, T 11 bis L 1 ventral links
Sigmoid	C 3 und **C 4** links, L1 bis L 2 ventral links
Rectum	L 4 bis S 5 links
Rechte Niere und Ureter	**C 4** rechts, T 9 bis L 2 dorsal rechts
Linke Niere und Ureter	**C 4** links, T 9 und L 2 dorsal links
Harnblase	T 11 bis S 2 ventral beiderseits

Tab. Forts. →

Inneres Organ	Lokalisation der reflektorischen und algetischen Zeichen am Integument
Rechter Hoden und Nebenhoden	T 12 bis L 3 rechts
Linker Hoden und Nebenhoden	T 12 bis L 3 links
Uterus	T 12 bis L 4 ventral und dorsal beiderseits
Rechte Adnexe	T 11 bis L 4 ventral rechts
Linke Adnexe	T 11 bis L 4 ventral links

Diese sitzen beispielsweise an speziellen Akupunkturpunkten der beiden Blasenmeridiane und können dann sogenannte Zustimmungspunkte für Herz, Lunge oder Kreislauf sein.

Beim Astheniker, der eine Gastroptose neben allgemeiner Säfteschwäche aufweist, sprechen wir von einem „Magental", wenn die Zone unter dem tastenden Finger wie tot wirkt, leer und eingesenkt und ohne Tonus ist. Diese Patienten klagen über Magenvölle, Rülpsen, Kloß im Bauch, Sackgefühl im Hypogastrikum, sie sind nervös und geraten in ausweglose Situationen. Es fehlt ihnen die Schaffensfreude. Ein Großteil der sogenannten vegetativ-dystonen Patienten rekrutiert sich aus solchen „Magenschwächlingen".

Magenzone und Pankreaszone gehen ineinander über, ebenso wie Galle und Leberzone. Die chinesische Medizin kennt solche engen Übergänge als „Mutter-Tochter"-Verhältnis. Die Pankreaszone ist besonders auffällig bei Diabetikern (Fülle) und bei exkretorischer Drüsenschwäche (Leere) sowie bei überlasteten Drüsen und bei klinisch ökologischer Allergie (*Randolph, MacKarness*) entweder fülle-, oder übergangsgelotisch. Heute findet man sie in reichem Maße auffällig.

Im Bereich der Magenzone finden sich, wie oben angegeben, bei fehlender Magenanamnese schmerzhafte Gelosen über den Musculi infraspinati und teres major und im unteren Musculus trapezius. Sie liegen im Verlauf von Interkostalnerven. An ihrem Ursprung tastet man über Spinalfortsätzen sulzige Einsenkungen. Die schmerzhaften Interkostalnerven kann man leicht mit dem Finger tastend bis über die vordere Axillarlinie hinaus verfolgen, genau bis zu dem Punkt hin, an welchem solche Patienten Beschwerden äußern. Dies sind meist Schmerzen in der Brust – bei Frauen in den Brüsten – die als Herzschmerzen oder gar als beginnende Neubildungen fehlgedeutet werden. Meist müssen die beklagenswerten Patienten alle möglichen herz- und herzkranzgefäßwirksamen Arzneimittel oder gar Psychopharmaka einnehmen, ehe man ihnen eine fehlende Herzkrankheit bescheinigt. Auch das sogenannte Tietze-Syndrom finden wir nur im Zusammenhang mit solchen Gelosen. Innerhalb des „Magentals" sehen und tasten wir heutzutage immer häufiger eine Gelose. Sie entspricht der gegenüberliegenden Gallenzone und ist gegen sie oft um eine oder zwei Wirbelhöhen nach kaudal verschoben: die Pankreaszone.

Etwa in der Höhe des 3. und 4. Brustwirbels, drei bis vier Querfinger neben der Wirbelsäule, findet man bei Patienten mit Rechtsherzbelastung – also bei Stauungen im kleinen Kreislauf – zwei äußerst schmerzhafte und hyperämische Gelosen. Sie sitzen an der Stelle, welche die Chinesen das „Tor des Windes" nennen. Nicht selten findet sich eine erhebliche sulzige Stelle über dem Prozessus spinalis der dazwischenliegenden Wirbel. Die Patienten klagen dann über das Gefühl, nicht richtig durchatmen zu können oder über Schmerzen, die dolchartig von hinten nach vorne ausstrahlen. Druck auf dem Brustbein, manchmal dort brennende Schmerzen oder Schmerzen beim Schlukken mit gleichzeitigem Speiseröhrenkloß, lassen sich ebenfalls auf die gelotischen Zonen im Bereich „Tor des Windes" zurückführen.

Kaudal der Spina scapulae rechts tastet man heutzutage bei den meisten Menschen eine schmerzhafte Gelose: das Gallensegment. Es ist der Punkt, den man bei Gallenkoliken „bis ins Schulterblatt ausstrahlend" angibt. Bei allen Gallenstauungen, auch den hepatitischen Abflußstörungen, bei der Fettleber, bei der Zirrhose, bei akuten Fettdyspepsien, aber auch bei allgemeiner Plethora und bei der kardialen Leberstauung imponiert dieser Punkt als besonders druckschmerzhafte und blutüberfüllte Gelose. Manche Oberbauchbeschwerden kann man mit einem Griff auf diese Zone abklären. So manches vermutete Ulcus duodeni oder manche vermutete Pankreatitis entpuppen sich dabei als funktionelle Gallenstauung. Im Verein mit einer störenden Bauchnarbe nach Cholezystektomie finden wir diese Zone auch als Ausdruck des Post-Cholezystektomie-Syndroms. Weiter kaudal schließt sich an die beschriebene Gallenzone das Lebersegment an. Man tastet es als gering sulzig indurierten Bindegewebsstreifen rechts paravertebral, meist im Bereich des 2. Blasenmeridians. Dieser Streifen kann sich jedoch enorm vergrößern, so daß wir bei chronisch Leberkranken mit ihren verwirrenden Angaben multipler Beschwerden dort eine Ausbuckelung des knöchernen Thorax nach rechts finden, die manchmal groteske Formen erreichen kann.

Schwer läßt sich ein Leberbuckel dann von einem Skoliosebuckel unterscheiden. Gute und unablässige Behandlung dieser Zone vermag jedoch diesen Buckel zum Verschwinden zu bringen und beweist gleichsam die Wirksamkeit einer Therapie über den Rücken. Bei Migränepatienten, deren pathologischer Energieablauf in den chinesischen Meridianen Leber und Galle zu finden ist, treten Leberzone und Gallenzone meist gemeinsam auf.

Im Segment Th 9, also in Höhe der 12. Rippe und darunter, finden sich bei erstaunlich vielen Personen zwei kinderfaustgroße, sehr druckdolente Gelosen, die oft nach kaudal fast bis zum Beckenknochen ausgezogen sind. Die zumeist angegebenen Beschwerden bei einem solchen Rückenbefund finden wir wiederum in der „Kiste der vegetativen Dystonie". Es handelt sich um nächtliches Schwitzen, morgendliches Aufwachen mit Druck im Kopf oder um Aufwachen mit Migräne, deren Schmerz den Schädel auseinanderdrängt. Aber auch die bleiernde Müdigkeit am Morgen, die oft mit Augenbrennen oder Augentränen und Unterlidödemen einhergeht, gehören zu häufig geklagten Beschwerden solcher Patienten. Daneben finden wir Sehstörungen, ohne daß der Facharzt einen faßbaren Befund erheben könnte und eiskalte Füße und eiskalte Knie sowie das Gefühl der Eiseskälte am Rücken.

Frauen klagen zusätzlich über Dysmenorrhö, über Fluor genitalis oder über unregelmäßige Wasserausscheidungen: An manchen Tagen werde im ganzen Körper Wasser angestaut, an anderen Tagen wiederum käme es zu Ausscheidungen großer Mengen klaren Wassers. Alles deutet auf ein Nierenleiden hin, aber leider kann man diese Diagnose „Nierenerkrankung" fast nie durch Ergebnisse untermauern, die man mittels Röntgenapparat oder Laborchemie zu gewinnen gewohnt ist. Nur die Isotopenuntersuchung, das Rheogramm sowie der diskret erhöhte Blutdruck bieten manchmal einen Hinweis auf Nieren*funktionsstörungen*. In diesen Fällen müssen die deutliche Anamnese und der am Rücken zu tastende Fingerzeig der Natur mit Ehrfurcht anerkannt werden. Die an der Reflexzone angesetzte Therapie (Schröpfung), eine homöopathische Behandlung oder die einfache Umstellung der Kost beweisen durch ihre Wirksamkeit die richtige Diagnose. Es handelt sich nämlich um eine Funktionsschwäche im harnbereitenden Gewebe, die immer mit einer Spastik im Bereich der Glomerula einhergeht.

Findet man zusätzlich zu den Nierengelosen im oberen Glutäusanteil erbsen- bis bohnengroße, harte Knoten, so ist die Diagnose „Gicht" mit den dazugehörigen serologischen Befunden so gut wie sicher.

Im Zusammenhang mit den beschriebenen Gelosen in Th 9 sind besonders die schon weiter oben geschilderten Nebenzonen im Bereich C 4 im Nacken zu erwähnen. Bei der sogenannten „Nierenmigräne", die über den Akupunkturmeridian Niere und Blase abläuft, sowie beim *Glaucoma verum* sind sie immer vorhanden. Interessant sind in diesem Zusammenhang die Überlappungen von Nierenzonen und den „Magenpunkten" nach Boas. Auch die Akupunktur-Zustimmungspunkte für den Magen liegen im Bereich dieser Nierenzonen. Man kann spekulieren, ob hier eine physiologische Gemeinsamkeit in der Reflexzone zum Tragen kommt, nämlich die identische Funktion, Säure aus dem Körper zu sondern. In beiden Organen sorgt nämlich das Enzym „Carboanhydrase" dafür, daß das Blutkochsalz in seine Einzelatome gespalten wird. Aus dem Chlor entsteht mit Wasserstoffionen der Schleimhäute Chlorwasserstoff (Salzsäure): Der Magen gibt sie in seine Höhle ab, die Niere in die Tubuli. Das verbleibende Natrium wird ans Blut zurückgegeben und bildet mit dessen Bicarbonaten Natriumbicarbonat (Natron) in dissoziierter Form (PH-Regulation im Körper nach *Kern*).

Auch die Ovarien haben ihre Zonen. Sie liegen direkt kranial und paravertebral über dem Sakroiliakalgelenk. Bei der Dysmenorrhö, der Beckenplethora, bei Adnexitiden sind sie stark betont. Im Klimakterium finden wir sie bei Hitzestauungen, bei dem merkwürdigen Gefühl, daß die Gebärmutter oder die Harnblase nach unten durch den Beckenboden durchdrücke, und natürlich finden wir sie auch kurz vor Eintritt der Menses. Treten diese Gelosen einseitig auf, sind sie oft schlecht abgrenzbar von solchen, welche wir bei Ischialgie finden oder von anderen, die bei einseitigen Phlebostasen oder Phlebitiden der Beine auftreten. Die Anamnese hilft uns hierbei zu unterscheiden. Auch im Zusammenhang mit den nächtlichen unruhigen Beinen, den bleischweren Waden oder dem Burning-feet-Syndrom sind diese Zonen immer vorhanden und deuten auf eine venöse Stauung im kleinen Becken hin.

Zwischen den Nierengelosen und den Ovarialzonen können im Bereich des inneren oder äußeren Harnblasenmeridians vielfältige Gelosen auftreten, welche immer im Zusammenhang mit Erkrankungen der Hüftgelenke, der Kniegelenke und vor allem im Zusammenhang mit Wirbelgelenkblockaden und deren Folgen auftreten. Es sind unter anderem Darmzonen, die wir stets bei Irritationen der Darmschleimhäute und bei Darmkeimfehlbesiedlung finden. Auch die Darmspastik drückt sich in (Leere-)Gelosen aus.

Selbst dem Blinddarm kann man eine konstante Stelle innerhalb der Rückensegmentzonen zuschreiben. Man suche sie gut handbreit paravertebral auf der rechten Rückenseite, indem man von der 12. Rippe nach kaudal abwärts streicht. Sie liegt auf dem 2. Blasenmeridian etwa auf halber Strecke zum Beckenkamm hin.

Bei der klimakterischen Depression sowie bei manchen Depressionsbildern die durch schwere seelische Belastungen hervorgerufen worden sind (reaktive Depressionen), finden wir im Zusammenhang mit einem Leberbuckel oder einer Gallenzone eine äußerst druckschmerzhafte und sehr sulzig imponierende Gelose über dem Os sacrum oder über dem Prozessus spinosus des 5. Lendenwirbels. Auch bei dem „roten Hochdruck" fehlt sie nie. Die hier stets interessanteste Aschner-Therapie ist das Cantharidenpflaster.

Abgesehen von den Gelosen, die bei Organleiden als Ausdruck der Reflexbeziehungen (kuti-viszeral-Reflexe/viszero-kutan-Reflexe) auftreten, finden sich natürlich im Bereich des Rückens Gelosen und veränderte Zonen, auch dann, wenn sie Ausdruck statischer Belastungsschäden des Skeletts sind. Eine Beinverkürzung, ein Beckenschiefstand oder eine Skoliose, eine ISG-Verschiebung infolge Sturz oder – „ganz normal und oft" – während einer Entbindung, läßt im Laufe von Monaten und Jahren heftig schmerzhafte Bindegewebs-Myogelosen entstehen, die oft nichts anderes sind, als der Ausdruck verkrampfter Muskelbäuche, wobei die Muskeln versuchen, die auseinanderweichenden Wirbelkörper zusammenzuhalten. In diesem Falle werden wir im Beginn solcher Erkrankungen Gelosen anscheinend wie wahllos über den Rücken verstreut beobachten. Sie liegen jedoch meist auf dem inneren oder auf dem äußeren Blasenmeridian in Interkostalräumen. Die auftretenden Schmerzen sind Interkostalnervenschmerzen. Verfolgt man mit dem tastenden Finger den Schmerz, stößt man immer auf einen höchst druckschmerzhaften Spinalfortsatz des zugehörigen Wirbels. Im weiteren Verlauf solcher Leiden – besonders dann, wenn keine entsprechende Therapie erfolgt – verschieben sich solche Gelosen dann in Richtung auf Organzonen. Haben sie sich einmal dort etabliert, so wirken sie als permanente Irritationszonen auf die zugehörigen Viszeraläste der Spinalnerven. Der Irritationsreiz erreicht langsam innere Organe. Hält er lange an, können sich an den entsprechenden Organen zunächst funktionelle Störungen und später Parenchymschäden entwickeln. Diese

Dynamik im Auftauchen und Verschieben von Gelosen kann jeder Arzt im Verlauf mehrerer Jahre oder besser im Verlauf von Jahrzehnten an einem entsprechenden Patienten studieren. Man erkennt deutlich, daß die Reflexzonen das Spiegelbild der *Dynamik im Körper ablaufender Vorgänge* sind: Statik und Funktionen treten miteinander verknüpft auf.

Die Aussagen der Reflexzonen am Rücken hängen mit der richtigen Untersuchungstechnik eng zusammen. Man sucht die beschriebenen Zonen vergebens, wenn man den Rücken falsch abtastet. Andererseits springen sie bei richtiger Untersuchungstechnik geradezu unter die Finger. Der Patient soll also so auf der Untersuchungsliege sitzen, daß seine Fersen gerade über das Fußende der Liege hinausragen. Der Untersucher setzt sich nun hinter den Patienten und fordert ihn auf, einen Katzenbuckel zu machen. Der Patient soll möglichst mit den Händen die eigenen Knöchel anfassen und die Schultern hängen lassen. An diesem, zum Flitzbogen gespannten Rücken, können selbst subtile Feinheiten innerhalb von größeren Zonen rasch ertastet werden. Über den Wirbelfortsätzen, sowie paravertebral soll man mit kräftigem Druck tasten. Die Fingerspitzen des Untersuchers dürfen „weißlich" anlaufen. Man streicht dabei von cranial im Bereich der Akupunkturharnblasenmeridiane. Alle pathologischen Stellen schmerzen auffällig. Füllegelosen sind mindestens fünfmarkstückgroß, Leeregelosen entweder pfennigklein oder breit-derb oder schlaff. Weiteres unter diesen Stichworten später. Die Untersuchungsdauer beträgt dann bei einem geübten Arzt etwa 2 Minuten. Über die Bedeutung der Reflexzonen im einzelnen und über ihre Verknüpfungen mit anderen Zonensystemen sollen die folgenden Kapitel Auskunft geben. Es muß jedoch bereits hier betont werden, daß die Maximalpunkte der *Head-McKenzie-Zonen* keineswegs allein Triggerpoints im Bereich der quersegmentalen Gliederung darstellen, sondern daß sie ebenso Triggerpoints des im Körper längssegmental verlaufenden Ordnungsgefüges repräsentieren. Aller Wahrscheinlichkeit nach sind sie Schnittpunkte beider Systeme.

In den folgenden Kapiteln wird immer wieder Bezug genommen auf die sogenannten Akupunkturmeridiane. Diese Meridiane sind „gedachte Linien", welche Triggerpoints miteinander verbinden, die bei bestimmten Leiden immer gemeinsam, als Punktketten, am Patienten auftreten. Einzelne dieser Punkte fallen mit den Schröpforten zusammen. Die Punktketten durchziehen den Körper (und seine tastbaren Außenbezirke) in Längsbahnen. In allen Gliederungen (Längs- und Quersegmente) laufen Reizketten hin und wider. Sie dienen der Eigensteuerung des Organismus (Kybernetik) und ihre Haupttriggerpunkte signalisieren dem Therapeuten den gestörten Ort, der wie ein Schaltrelais auch Ort seines Eingreifens sein darf. Zu der Segmentation des Körpers → Abb. 3–6.

Um die Auswirkungen einer Schröpftherapie überhaupt verstehen zu können, muß man die Beziehungen innerhalb der Längssegmentation des Körpers kennen. Leider ist trotz subtiler Forschung bisher kein Substrat für die Reizleitung innerhalb dieser Segmentation gefunden worden, so daß die zweifelsfreien Zusammenhänge noch immer als „wissenschaftlich nicht nachgewiesen" ein Aschenputteldasein in der westlichen Medizin führen.

Hilfsvorstellungen sind

a) kanalisierter Elektronenfluß in Quantelung, „funktionelle Polarisierung in Biopolymeren", Piezo- und Pyroelektrizität nach *Athenstaedt*.

b) Neuro-hormonelle Wirkungen.

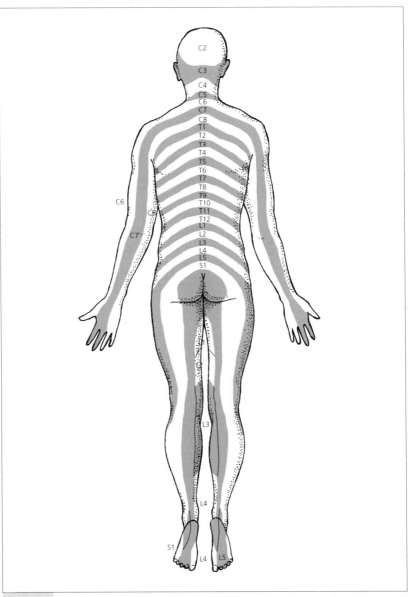

Abb. 3: Quere Segmentierung – Spinalnervensegmente (Dermatome)

2.2 Der Rücken als ein Spiegel innerer Leiden

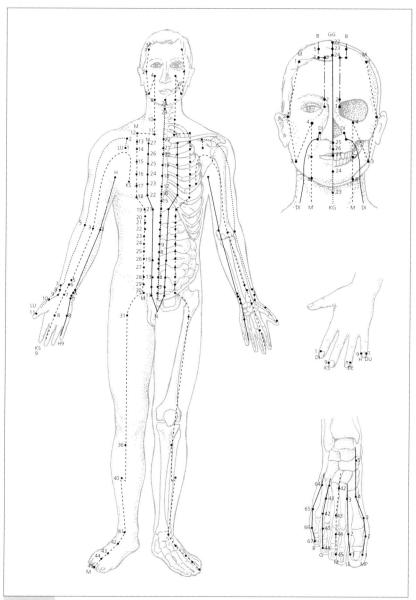

Abb. 4: Aku-(Längs)meridiane

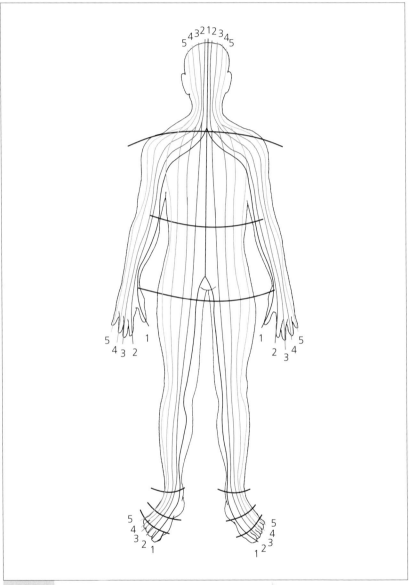

Abb. 5: Längssegmentation des Körpers nach Fitzgerald

2.2 Der Rücken als ein Spiegel innerer Leiden

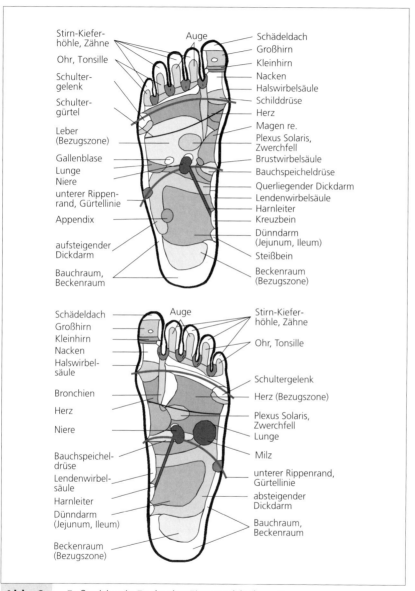

Abb. 6: Fußsohle als Ende der Fitzgeraldschen Zonen

c) Informations „trickling", das heißt, daß von Zelle zu Zelle Direktinformationen nach allen Seiten wie Regentropfen an einem Drahtnetz weitergegeben werden.

d) Polarisierte, stehende Photonenwellen, welche in der Erbsubstanz (Doppelhelix) gebildet werden und von dort aus als Information zur nächsten Zelle und in die Umgebung weitergegeben werden (*Popp*).

e) Autonomes Nervensystem mit bekannten Fasern; gilt vor allem für Körper-Punkte, welche eng mit Gefäßen und Nerven korrelieren (z.b. Tiefenpunkte der Akupunktur).

Jede Regulationsstörung und jede zur Gesundheit führende Gegenregulation läuft gleichzeitig über alle (viele) Regulationssysteme. Das garantiert, daß das autonome System der Gesundheitsregulation (Rückstellkräfte) im Organismus besser abgesichert ist, als z.b. die nur drei Sicherheitsschaltkreise besitzenden Weltraumfahrzeuge der Menschen.

Der Körper ist ein Kybernet, eine sich selbst steuernde, reparierende und ständig überwachende Einheit, welche in jedem Augenblick den ihr höchstmöglichen Vollkommenheitszustand anstrebt. Von den vielfältig in ihm ablaufenden Regulierungen greifen wir im Folgenden die Hauptebenen heraus und stellen ihre gegenseitigen Bezüge dar. Letztendlich haben alle Lebens- und Regulationsabläufe ein Ziel: die Basis des Lebens, das Milieu, in dem die einzelne Zelle schwimmt (wie einst im Urmeer) für diese Zelle möglichst lebensfreundlich zu erhalten.

Die Regulierungsvorgänge für dieses Milieu laufen in unterschiedlichen, miteinander an vielen Stellen vernetzten Ebenen ab. Innerhalb dieser Ebenen gibt es viele untergeordnete Regelkreise.

2.2 Der Rücken als ein Spiegel innerer Leiden

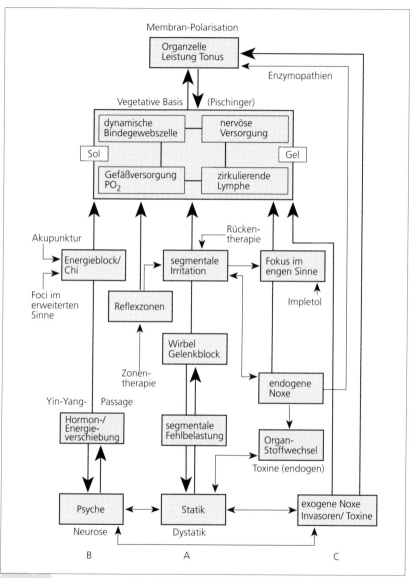

Abb. 7: Biologische Regelkreise (Kybernetik)

Die Ebene der Quersegmentation
Regelebene über Cuti-Visceralbahnen (Reflexbögen), Regelung der Statik der Wirbelsäule usw. Hier greifen Therapieformen an, wie Schröpfen, Chirotherapie, Massage, Gymnastik, Operationen...

Die Ebene der Längssegmentation
Dynamik, Energetik, Beeinflussung durch Psyche und therapeutische Regelebene über Akupunktur, Fußreflexzonenmassage, Psychotherapie, Kinesiologie...

Die Ebene der Immunregulation
des Darmes mit seinen Symbionten, sowie anderer Körperoberflächen oder Membranen durch Bakterien, Toxine und die Belastungen der Oberhaut durch Temperaturschwankungen und andere Mikrowellen, durch Traumen und Verformungen.

Innerhalb all dieser Regulationsebenen gibt es untergeordnete Regelkreise, welche den Körper in Einzelabschnitten regeln.

Nehmen wir ein Beispiel aus der queren Segmentation. Man kann sie von kranial nach caudal einteilen und benennen. Also z.B. HW 1/ BW 4 etc. Wir können ihnen auch den Namen nach dem Hauptspinalnerven verleihen, welcher in ihnen sein Ausbreitungsgebiet hat: C 1/ Th 4 etc. Eingebürgert haben sich auch Bezeichnungen, die sich von *jenem* tiefen Organ ableiten, welches wie ein Mittelpunkt im seinem Segment ruht: „Herzsegment", „Nierensegment", etc. In der Tat besitzt nun jedes Segment einen praktischen Mittelpunkt, einen „Triggerpunkt", welcher die gesamte Regulationsebene beeinflußt, aber das ihr zugehörige Hauptorgan am auffälligsten:

Beispiel: Herzneurose

25-jähriger Patient, seit einem halben Jahr zunehmend Herzschmerzen, vor allem in Ruhe, abends oder nachts. Dann wacht er mit Beklemmungen auf, reißt das Fenster auf und spürt einen Schmerz, der von der Brust in den linken Arm bis zum kleinen Finger strahlt. Im Ruhe-EKG fallen Extrasystolen auf, die bei Belastung verschwinden. Die Anamnese fördert eine psychische Belastungssituation zutage, die schon seit mindestens einem Jahr anhält. Am Rücken sind an der Herzzone zwei harte schmerzhafte Myogelosen zu finden. Sie liegen über einem Interkostalnerven. In einem weiteren Verlauf in Richtung Wirbelsäule treffen wir dort auf zwei untereinanderliegende Bandscheibenstörfelder (Diskopathie, bzw. Subluxation der Wirbelgelenke). Die Schröpfung der Myogelosen, verbunden mit einer chiropraktischen Behandlung der Wirbelsäule, sowie die erneute klinische Untersuchung mit der abschließenden Versicherung, daß das Herz organisch gesund und auch belastungsfähig sei, lassen die Beschwerden verschwinden. Die „kleine Psychotherapie" ohne Schröpfung hatte vorher zu keinem Erfolg geführt. Fazit: Eine körperliche Störung, die sich bereits auf mehreren Reaktionsebenen im Körper manifestiert, muß auch auf mehreren gleichzeitig behandelt werden. Die Begründung hierfür wurde auf Seite VIII dargestellt (Krankheitsebenen).

Die unterschiedlichen Reaktionszonen sind aber auch untereinander eng vernetzt und nicht nur linear-causal verknüpft.

Beispiel: Störung mehrerer Reaktionszonen

43-jähriger Patient, seit vielen Jahren spastische Obstipation, Blähungen, ständiges Aufstoßen, Verspannungen im unteren Lendenwirbelabschnitt, Ischias. Er klagt über Extrasystolie und Herzschmerzen. Der Internist stellt eine im EKG feststellbare geringe ST-Streckensenkung fest und bescheinigt eine Prinzmetal-Angina.

Behandlung erfolgt durch vorsichtige Massage im Lendenwirbelbereich, wobei die dort sitzenden hartnäckigen Gelosen langsam aufgelöst werden, sowie in einer gleichzeitigen Regelung der Obstipation durch Psychotherapie und Diät. Die subjektiven Herzbeschwerden verschwinden, und auch im Langzeit-EKG finden sich keine Zeichen der Prinzmetal-Angina mehr.

Eine Störung, die sich in *einem* Quersegment abspielt, bleibt nicht auf dieses beschränkt. Dafür sorgen schon mechanische Vorgänge. Wenn wir zum Beispiel eine Wirbelfehlstellung im Bereich HW 7/Th 1 beobachten, so wissen wir, daß dort Muskeln und Sehnen ansetzen, die über mehrere Segmente verlaufen. Die Wirbelfehlstellung verursacht eine Instabilität der Wirbelsäule mit Druck auf Spinalnervenwurzeln, die ihrerseits eine Durchblutungsstörung ganzer Körperteile induzieren können (Trophik). Der Organismus versucht, mittels Muskelzug den instabilen Wirbelort zu stützen. Da Muskeln für einen Dauerzug nicht eingerichtet sind, kommt es in ihnen zu Krampfbäuchen (Gelosen). Diese stellen ihrerseits gestörte Segmentabschnitte dar (Herde). Da die verkrampften Muskeln und Bindegewebszüge über mehrere Segmente laufen, werden sie auch an ihrem Ursprung „rupfen und reißen" und gegebenenfalls dort eine neue Instabilität (Teilverrenkung=Wirbelgelenkblockade) hervorrufen. So kann sich eine Störung zum Beispiel vom Atlas bis hin zum letzten Lumbalwirbel langsam verschieben und auf ihrem Wege nach caudal die unterschiedlichsten Segmentstörungen im gesamten Körper auslösen. Man spricht dann von Pseudo-polyradikulitis (*Bergsmann*) oder von „ensuite-Phänomenen". Dazu ein Beispiel, welches der Kollege *Schönberger* in einem Aufsatz: „Signale der gestörten Wirbelsäule" berichtet hat.

Beispiel: Signale der gestörten Wirbelsäule

„Eine Frau leidet seit einer Geburt an geringfügigen statischen Beschwerden, dann im Laufe der Jahre zusätzlich an Obstipation, Oberbauchbeschwerden, Schulter-Arm-Schmerzen und schließlich an einer äußerst therapieresistenten Dauermigräne, die von mehreren Chirotherapeuten erfolglos immer wieder – aber nur an der HWS – behandelt wurde. Die Röntgenaufnahmen der HWS sind in diesem Falle wiederum makellos – ein zu erwartendes Signal fehlt. An der LWS jedoch besteht ein erheblicher Befund mit Beckenverwringung, 3 cm variabler Beinlängendifferenz (im Sitzen und Liegen), dicke „Wellblech"-Fibrositis der Nates. Während des Geburtsvorganges vor Jahren war es zu einer Subluxation (Blockade) mehrerer kleiner Wirbelgelenke im Bereich der LWS und vor allem zu einer solchen im Bereich der Ileosakralgelenke gekommen. Nach Mobilisierung des Beckengebietes empfand die Patientin sofort strömendes Wärmegefühl bis zum Kopf, die Beine wurden gleichlang, der Kopf heller. Nie mehr Kopfschmerzen ergab die Kontrolle nach Jahren. *Eine* Behandlung genügte. Die Fibrositis verschwand, die Beine blieben gleichlang."

Das Zurechtrücken innerhalb der orthopädischen Regulationsebene kann und sollte stets durch eine Schröpfung eingeleitet werden. Es kann in günstigen Fällen durch eine Schröpfung der Hauptgelose im Segment der Effekt alleine ausgelöst werden, denn wie *Schönberger* weiterschreibt: „Auf die Blockierung von Wirbelgelenken reagiert nämlich das gesamte Segment als Einheit von Haut, Sympathikus und Parasympathikus, Subcutis, Muskeln, Gefäß, sensibler und motorischer Nerv und die davon innervierten Organe. Die Blockierungen sind teils Faktor, teils causa der entstandenen Leiden".

Das ganze Segment ist also blockiert und oft muß diese Blockierung gleichzeitig an mehreren Orten dieses Segmentes durchbrochen werden.

Beispiel: Blockierung eines Segments an mehreren Orten

Ein 18-jähriger athletisch gebauter Elektriker wird von seinem Arbeitgeber zu mir geschickt. Seit einer Woche ist er arbeitsunfähig geschrieben, da er an heftigen Schmerzen zwischen den Schulterblättern leidet und davon ausgehend Krämpfe in der Herzregion verspürt. Er könne nicht mehr durchatmen, hätte starke Angstgefühle und wache nachts auf, da er beim Umdrehen im Bett dolchartige Stiche im Rücken habe. Der Hausarzt hatte ihn für weitere 14 Tage krankgeschrieben, der Arbeitgeber könne aber seinen Gesellen momentan kaum entbehren. Der junge Mann gibt an, mehrfach erfolglos Injektionen in den Muskel bekommen zu haben und auch mehrfach erfolglos chiropraktisch be-

handelt worden zu sein: „Kaum war ich aus dem Sprechzimmer draußen, schon fuhr es mir wieder ins Kreuz".
Der Patient wurde zunächst an den überaus verspannten Gelosen des Rückens geschröpft, danach erst eingerenkt und in die Cutis wurden einige Quaddeln mit Mistelextrakt gesetzt. Er war schon in der nächsten Stunde arbeitsfähig und ein Rückfall ist nie wieder aufgetreten.

Beispiel: Ebene der Immunregulation

Eine 75-jährige Frau klagte seit Jahren über zunehmend heftige Schmerzen im Bereich des Nackens und des Kreuzes sowie über ständige Infekte. Der Tastbefund ergab eine „steinharte Verhärtung" der Schultergürtelpartie und der LWS-Beckenregion. Röntgenologisch waren außer altersgemäßen Abnutzungserscheinungen keinerlei Veränderungen zu finden. Der Nebenbefund ergab eine seit vielen Jahren bestehende hartnäckige Obstipation. Nach Regulierung der Obstipation durch diätetische Maßnahmen, die von der Patientin streng befolgt worden waren, ordneten sich die blockierten Reflexzonen ohne weitere Lokaltherapie. Die Patientin wurde schmerzfrei und hatte keine Infekte mehr. In diesem Falle konnte die Regulierung des Störfeldes Darm über die Nebenregulationszone „Darmoberfläche" das zugehörige LWS-Segment heilend beeinflussen, sowie der diätetische Angriff am „Organ Magen" dessen HWS-Reflexzonengebiet heilen.

Die Regulationsebenen der Quersegmentation und Immunregulation wurden hier stellvertretend für die anderen Hauptregulationsebenen ausführlicher durchleuchtet. Natürlich treten solche Segmentblockaden bei Störungen in allen Hauptregulationsebenen auf und verschwinden durch entsprechende Therapie. Man kann so eine Wirbelblockade (spontane Subluxation) über die rein energetische Ebene der Akupunktur oder mittels Psychotherapie beseitigen. Ebenso gelingt dies mittels der Fußreflexzonenmassage, also weit vom Ort der Segmentblockade entfernt. In der modernen Naturheilkunde werden blockierte Körperbezirke auch als Herde (foci) bezeichnet. Die Lehre vom Fokalgeschehen hat sich äußerst segensreich für das

Verständnis der Selbststeuerung erwiesen, ist jedoch im Sprachgebrauch mehr und mehr den entzündlichen Herden verschwistert worden. Die in diesem Buch mehrfach beschriebenen Gelosen, Triggerpunkte der Kybernetik, Gelenkblockaden, Narben und Organruinen sind Foci im erweiterten Sinne und werden heute besser als Störfelder im Sinne Pischingers bezeichnet.

2.3 Der Schröpfort als Fokus (Störfeld) in der vegetativen Basis

Ein Störfeld ist eine Stelle im Körper, welche in ihrer Lebensdynamik beeinträchtigt ist. Schon zu Beginn der Störung und in deren gesamten Verlauf spielen sich die Beeinträchtigungen besonders in der Basis der Lebensfunktion ab, im ungeformten Bindegewebe, welches für die sogenannte enddifferenzierte Organzelle die Funktion des Urmeeres erfüllt, in dem heute noch ein Einzeller schwimmt (*Pischinger, Keller, Hauss, Heine*). Es ist das „System der Grundregulation".

Die Abbildung 8 zeigt fünf Elemente, welche zusammen die Basis allen Lebensgeschehens bilden, oder besser gesagt, die Ebene, auf der neues Leben entsteht, Reparaturvorgänge durchgeführt werden und Zellen zugrundegehen. Es ist der interzelluläre und intrazelluläre Stoffwechsel. Mikroskopisch können wir die fünf Basiselemente erkennen als:

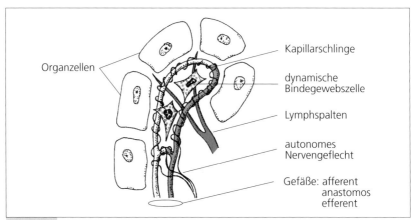

Abb. 8: Die vegetative Basis nach Pischinger

1. *Die enddifferenzierte Organzelle* und ihr *Zubringer- und Abholsystem* (Versorgung und Entsorgung). Letzteres enthält die vier weiteren Basiselemente, nämlich

2. *Das differenzierte und undifferenzierte Bindegewebe*
Die Bindegewebszelle kann sich je nach Erfordernis im undifferenzierten Bindegewebe vermehren und daraus Elemente sortieren, abpacken und aus dem allgemeinen Verkehr ziehen. Sie kann sich aber auch auflösen und ihren Inhalt zur Milieu-Verbesserung in die vegetative Basis abgeben. Ebenso kann sie ihren Stoffwechsel intensivieren oder verlangsamen (*Hauss*) und ungeformte Bindegewebsfasern als Ersatz für untergegangene spezifische Gewebe bilden (Narben).

3. *Die Kapillaren*
a) Der arterielle Schenkel, aus dem Sauerstoff und die für die arbeitenden Zellen wichtigen Rohstoffe diffundieren. Seine Zellen (Endothelien) bilden einen eigenständigen und im Körper miteinander reagierenden Regelkreis. Sie verständigen sich untereinander durch Endohormone.

b) Der venöse Schenkel, welcher Abfallprodukte und Endprodukte der arbeitenden Zelle entfernt, sowie Rückresorption aus dem Interzellularraum durchführt.

4. *Die Lymphspalten*
Sie drainieren den Interzellularraum und das Bindegewebe.

5. *Das autonome Nervengeflecht* (Endretikulum)
welches zum Teil frei im Bindegewebe endigt und dessen Zustand durch Nervenimpulse zu ändern vermag (Zellneubildung?), das aber auch vor allem den Kapillaren aufliegt

und deren Weite und Durchlässigkeit beeinflußt und somit den Gas-, Mineral- und Protein-Haushalt beeinflußt. Es ist pH-sensibel, bzw. reagiert auf Ionenkonzentrationen. Diese Ionenkonzentrationen (gepufferte und ungepufferte Säuren) beeinflussen und steuern die Durchblutung der Kapillaren (*Schmidt-Schönbein*). Die Erythrocyten versteifen schon bei geringstem Absinken des Gewebe-pH und bleiben am Beginn des arteriellen Kapillarschenkels stecken.

Im normalen Stoffwechsel finden wir das Bindegewebe in der vegetativen Basis einem ständigen Wechsel von Sol und Gel unterworfen. Diese zwei „Aggregatzustände" wechseln 30mal in der Sekunde. Die Membranen der Zellelemente bilden mit dem ungeformten Milieu ein im Leben untrennbares Syncythium und tauchen wie mit Fingern in es hinein. *Heine* (Witten-Herdecke) spricht von gegenseitigem kelchartigem Umfassen der einzelnen Elemente – Glycokalix – Glycoproteinsubstanzen, welche einerseits die Bindegewebsstrukturen, andererseits die Zellwände miteinander verbinden. Diese Glycoproteine haben ebenso wie die Zellmembranen positive und negative Ionen-Enden, welche gemeinsam elektrisch reagieren und blockiert werden können (Depolarisation). In einem Störfeld finden wir dauerhafte Voll- oder Teildepolarisation. Der Stoffwechsel stockt oder läuft auf Sparflamme. Diese Depolarisation kann einseitig negative oder einseitig positive Ladungsüberhänge ausweisen. Hier greift die Neuraltherapie ein.

Athenstaedt unterscheidet bei experimentellen Forschungen an Kathoden und Anoden zwei Reaktionsweisen des Lebendigen: an der Kathode zeigt die Nervenreaktion eine Exzitation, an der Anode eine Narkotisierung. Innerhalb der Störfelder finden wir zwei Gelosetypen, die heiße, mit ihrem erhöhten Stoff-

2.3 Der Schröpfort als Fokus (Störfeld) in der vegetativen Basis

wechsel (Depolarisation nach Minus?) und die kalte mit ihrem verlangsamten Stoffwechsel (Depolarisation nach Plus?).

Im Störfeld ist der „Aggregationszustand" des ungeformten Bindegewebes eher zur Gelphase verschoben. Die Blutzirkulation ist gestört. Die Kapillaren leiden an Ernährungsstörungen, ihre Wände werden poröser, Albumine treten aus, ihnen folgen Wassermoleküle nach, es kommt zum perivasculären Ödem, welches den venösen Schenkel der Kapillare zudrückt und ebenso die Lymphspalten. Das hat eine Zunahme der Stoffwechselverschlackung (mit pH-Erniedrigung) zur Folge. Dies verschlechtert wiederum die Blutzirkulation im Endstromgebiet und der genannte Vorgang schaukelt sich weiter auf.

Von einem solchen Störfeld gehen gerichtete elektrische Fernwirkungen aus, welche an ihrem Zielgebiet dieselben Stoffwechselstörungen auslösen, wie sie im Störfeld vorliegen. Die Beseitigung eines Störfeldes führt dann zum „Sekundenphänomen", „Huneke-Phänomen", welches man ebenso mit Akupunktur, Schröpfung, Fußsohlenmassage wie mit der Neuraltherapie erzielen kann.

Ein klassisches Störfeld ist das Gebiet um eine Narbe.

Beispiel: Narbe als Störfeld

Eine 34-jährige Patientin klagte seit 4 Jahren über ständiges Kopfweh, das 2mal wöchentlich in Migräne ausarte. Bei genauer Befragung gab sie an, daß sie vor einer Hammerzehoperation die gleichzeitig an beiden Füßen durchgeführt worden war, diese Migräneanfälle und die Kopfschmerzen nicht gekannt habe. Es wurde angenommen, daß diese Narben einen Herd darstellten. Nach Unterspritzung der Narben (Neuraltherapie) kam es zu einem Huneke-Phänomen. Die Patientin hatte seither nie wieder Kopfschmerzen.

Die Schröpfung gehört zu den Möglichkeiten, *bestimmte* Herde zu beseitigen, nämlich die Gelosenherde in den Spinalnervensegmenten.

Beispiel: Kopfschmerzen

Wie allgemein bekannt, gibt es Kopfschmerzen aufgrund von Gefäßspasmen (Spannungskopfweh) und aufgrund von Gefäßlähmungen (Dilatationsmigräne).
Der 45-jährige Feinmechaniker G.H. kommt seit Jahren in meine Praxis. Vorher war er vergeblich in Kliniken, Sanatorien und bei mehreren Fachärzten gewesen. Er leidet an Migräne. Überfallsartig kommt es bei ihm zu plötzlicher Visusverschlechterung, Zunahme eines ungeheuren Druckes im Kopf, so daß er meint, die Augäpfel würden ihm aus dem Gehirn gepreßt. Es wird ihm übel, der Schweiß bricht ihm aus, die Schmerzen vermehren sich zu einem Hämmern und Schlagen im Kopf, er meint, die Schädeldecke würde ihm abgesprengt. Gleichzeitig fühlt er sich im Bereich des Schulter-Nacken-Gürtels unförmig anschwellen. Wenn man ihn in solch einem Zustand abtastet, so meint man, die Blutüberfülle der Schädeladern bereits im Reflexzonengebiet des Nackens und der Schultern unter den Händen zu spüren. Die dort sofort durchgeführte Schröpfung beseitigt innerhalb von 20 Minuten den ansonsten therapieresistenten Krankheitszustand.

Im folgenden werden die Vorgänge erklärt, die sich in einer Reflexzonengelose abspielen. Wir unterscheiden drei völlig voneinander verschiedene Arten:

2.3.1 Die heiße oder rote Gelose

Sie stellt eine mit angestautem Blut überladene Zone im Bindegewebe oder in Muskelbäuchen dar. Wir tasten eine prallelastische, oft bei leisester Berührung schmerzhafte Härte von mindestens Fünf-Markstück-Größe. Der Druck wird aber meist als angenehm empfunden. Drückt man kräftig auf die Gelose, so reißen die angestauten und atonisch im Gewebe liegenden Äderchen mit hörbarem Knatsch-Ton auseinander. Es entsteht ein Hämatom. Auf diesen Gelose-Typ zielt der Ausspruch des *Paracelsus*: „Wo die Natur einen Schmerz erzeugt, da hat sie schädliche Stoffe angehäuft und will sie ausleeren." Man kann die Schröpfung an dieser Stelle als Operation des Internisten bezeichnen: *ubi plethora, ibi evacua.*

In der roten Gelose finden wir Vorgänge, die systematisch von Prof. *Schmidt-Schönbein* von der Techn. Hochschule Aachen experimentell erforscht wurden. *Schmidt-Schönbein* fand, daß bei gestörter Mikrozirkulation bei den Erythrozyten Rigidität und Geldrollenbildung auftreten. Es ist interessant zu lesen, daß bereits *Leeuwenhoek* beim Mikroskopieren seines eigenen Blutes die Beobachtung gemacht hatte, daß seine Blutkörperchen hart und steif erschienen, wenn er erkrankt war, jedoch weicher und verformbarer, wenn er wiederum gesundete. Das Endothel der Kapillaren weist eine gesteigerte Permeabilität für Wasser und Eiweiße auf, was Ödembildungen begünstigt, die in der Tat um die heiße/rote Gelose immer vorhanden sind. Die Viskosität des stehenden Blutes steigt an, bis schließlich der Nachtransport von frischoxygeniertem Blut praktisch aufhört. Saure Stoffwechselendprodukte, wie z.B. Milchsäure, strömen nun aus dem Grundgewebe der Gelose nicht mehr ab, diffundieren in die Kapillaren und verursachen zusätzlich eine Rigiditätserhöhung der Erythrozyten.

Im weiteren Verlauf solcher Vorgänge verschlackt das Grundgewebe immer mehr. Die Organzellen können ihre Produkte nicht mehr los werden und erhalten keine Nährstoffe. Sie sterben ab. Die Zellmembranen der Gefäße im Bereich der roten/heißen Gelose weisen wahrscheinlich eine vollständige elektrische Minuspolarisation auf. Nach den Regeln der Reflexologie spielen sich im Zielgebiet der roten Gelose – dem Organ also – herdanaloge rheologische Vorgänge (sowie deren Folgen und Begleiterscheinungen) ab.
Nur die rote Gelose wird blutig geschröpft, niemals trocken!

Wirkungen der blutigen Schröpfung

a) Sie beeinflußt das *Zirkulieren* der Flüssigkeiten Blut und Lymphe (Hämo-Lympho-Rheologie), und zwar im gesamten mit der Schröpfstelle verbundenen Regelkreis, d.h. am Ort der Schröpfung und im Zielgebiet der Reflexzone, dem Organ. Man kann also z.B. mit einer einzigen Schröpfung einen akuten Migräneanfall kupieren, gleichzeitig die Spannung im Schultergürtelbereich auflösen, und der Patient erzählt am folgenden Tag, daß seine Blähungen nachgelassen hätten, er zum erstenmal seit Jahren spontan Stuhlgang gehabt hätte, daß die Farbe des Stuhls auch nicht mehr so hell sei und daß eine Ischialgie auf der Außenseite des Beines wie von selbst verschwunden sei. In diesem Falle war als Schröpfstelle der rechte innere Schulterblattwinkel, die Gallenzone, gewählt worden. Zielgebiet war der große „Regelkreis Galle".

b) Der Eingriff richtet sich gegen die *Menge* des zirkulierenden Blutes (kleiner Aderlaß), gegen die *Zahl* der rote Blutkörperchen im Gefäßsystem (Hämodilution), gegen die Menge des im Blut *zirkulierenden Eiweißes* (Fließeigenschaften und hämodynamischer Druck). Insgesamt wird die Perfusion aller mit der Schröpfstelle verbundenen Körpergewebe beeinflußt.

c) Der Eingriff verändert den Tonus der Gefäßwände aller sich in der geschröpften Zone befindenden Äderchen und verändert wahrscheinlich auch deren Permeabilität. In diesem Zusammenhang verweise ich auf die Forschungen von Prof. *Lothar Wendt* aus Frankfurt, der die Untersuchungsergebnisse der Schule *Schmidt-Schönbein* lückenlos ergänzt.

Herrscht in dem Schröpfort eine intravasale oder extravasale Druckerhöhung, so wird dieselbe auch im konsensuell gesteuerten Regelkreisgebiet herrschen. Dies würde z.b. folgende Beobachtung erklären: Bei Leberkapselschmerz und schmerzhaft geschwollener Leberreflexzone genügt es, letztere zu schröpfen (entstauen), um den Leberkapselschmerz innerhalb von Minuten zusammenbrechen zu lassen.

Neben der roten, heißen Gelose finden wir auch einen anderen Gelosetyp, den der kalten, blassen Gelose.

2.3.2 Die kalte oder blasse Gelose

Sie stellt eine fingernagelkleine, äußerst schmerzhafte, blutarme Verhärtung im Bindegewebe dar oder eine zähsulzige, erst auf tiefen und kräftigen Druck schmerzhafte Stelle, die sich überall am Körper manifestieren kann. Wir suchen sie zwischen den Muskeln im Gewebe des Rückens, im Zwischenrippenraum auf der Schulterhöhe, vor allem an den Bindegewebszonen nach *Dicke-Theirich-Leube*. Die Orte, an denen man solche Gelosen am häufigsten findet, sind auf der Abb. 21, S. 83, genauer angegeben. Meist handelt es sich um Patienten, die an einer erschöpfenden, lange dauernden Erkrankung leiden, die also selbst schon allgemein eine Energieleere (und Blutleere) aufweisen. Beim Skarifizieren einer solchen Stelle tritt spontan kaum Blut aus. Versucht man, eine solche Stelle blutig zu schröpfen, so erhält man kein positives Ergebnis. Eher tritt eine Verschlechterung der Gesamtsituation ein. Schmerzen an einer fälschlich blutig geschröpften Stelle können sich verstärken.

Blasse/kalte Gelosen können bei allen Konstitutionstypen auftreten, sind aber ein Zeichen von Leere (im Yang und im Yin).

In der kalten/blassen Gelose herrschen Durchblutungsnot wegen Blutmangel und daher Sauerstoffmangel und Versorgungsmangel. Sauerstoffmangel führt zur mangelhaften Tätigkeit der Zellmitochondrien. Es stockt der Zitronensäurezyklus. Dies führt zur Zellansäuerung. Versorgungsmangel führt zu einem Mangel an Zellbausteinen, also auch zu einem Mangel an Produktivität in den Zellen. An den Zellmenbranen kommt es zu einer Stoffwechselstarre. Durch die blasse Gelose fließt kaum Blut. Der Blutstrom wird vermutlich durch Shunts herumgeleitet (→ Abb. 8 der Basisfunktion nach *Pischinger*). Das Grundgewebe übersäuert. Nach den Regeln der Reflexzonenlehre spielen sich im Zielgebiet der blassen Gelosen analoge rheologische Vorgänge ab (→ Abb. 10). Therapeutisch wird sie nur mit unblutigen Schröpftechniken angegangen.

Herrscht im Schröpfort (Störfeld) ein Gefäßkrampf (blasse Gelose), so finden wir wahrscheinlich eine übermäßige Pluspolarisation (Anode) vor, eine Dauerexzitation der dort befindlichen vegetativen Nerven mit Ausschüttung von Noradrenalin. Hierzu betrachte man die Abb. 9. Wir finden als Folge eine Durchblutungsstörung mit Erniedrigung des extravasalen Stoffwechsels (Narkose). Nach den Regeln der Herdlehre sowie nach den Regeln der Segmentlehre müssen dann am Zielort dieselben Vorgänge gleichzeitig ablaufen (gleichförmig ablaufende Vorgänge im gesamten Regelkreisgebiet). Dies würde z.B. folgende Beobachtungen erklären: Bei spastischen Leibschmerzen und Subazidität des Magens genügt es, die mangelhafte Durchblutung seiner Reflexzonen anzuregen, um seine exkretorische Funktion langsam wieder zu normalisieren. Dies kann z.B. mit Hilfe der Trockenschröpfung geschehen.

Ein Mittel zwischen der roten und der blassen Gelose stellt der Übergangstyp dar:

2.3.3 Die Übergangsgelose

Sie ist meist großflächig, z. B. Leberbuckel oder Allergie-(Pankreas-)zone, teigig-sulzig, z. B. Hormonbuckel, kann aus einer roten Gelose bei zunehmender Organerschöpfung entstehen und signalisiert eine Funktionsschwäche oder einen bindegewebigen Organumbau. Zur Therapie sollte man hier zunächst unblutige Verfahren anwenden. Man kann dann diese Gelose langsam sich verkleinern sehen oder es entsteht in ihrem Zentrum eine heiße, dann blutig zu schröpfende „Eruption".

2.4 Definition des Schröpfungsvorganges

Wir können die Wirkung der Schröpfung erklären als

- Einen Eingriff in die Durchblutungsregelung
- Als Regelung der Säure-, Basenverhältnisse
- Als Regelung des Gewebedruckes (Ödem) und nachfolgender Entlastung von (Schmerz-) Nozizeptoren
- Als Regelung der piezo- und pyroelektrischen Verhältnisse in der Haut *(Athenstaedt)*
- Als Normalisierung eines gestörten Hologrammbereiches, von dem aus falsche Rückkoppelungen als Dauerreize ausgesendet wurden.

Diese Regelungen steuern das autonome Vegetativum, in welchem sich mehrere Schaltebenen bis hinauf zum Bewußtsein miteinander verketten. Dazu betrachten wir die Abb. 9 über die autonome nervale Steuerung der Durchblutung auf Seite 50.

Für besonders wichtig halte ich die Tatsache, daß sich der Schröpfort praktisch immer unmittelbar „über" den paravertebralen Ganglien und dem Grenzstrang befindet. Damit sitzt er im Bereich der Rami posteriores der somatosensiblen Spinalnerven, die eine ganz kurze Leitungsbahn haben und außerdem können die Stoffwechselstörungen im paravertebralen Dermatom durch die unmittelbare Nachbarschaft zu dem in der Gewebetiefe eng beieinander liegenden Miteinander von Nerven und Gefäßbahnen, Gelenken, Gelenkkapseln, Sehnen und Bändern, Muskeln, Nerven und Ganglien mechanische Mitreizungen an den Nervenwurzeln und am Grenzstrang verursachen. Hier spielen die im Bereich eines Störfeldes entstehenden perivasculären Ödeme die größte raumfordernde Rolle. Es ist daher von Interesse, sich einmal genauer anzusehen, welche Schaltungen in den Grenzstrangganglien ablaufen können (Abb. 9 – 11). Vor allem beachte man die kleinen, vielsynaptischen Relaiszellen, welche somatosensible- und visceromotorische Leitungsbahnen kurzschließen (Abb. 11).

50 2 Grundlagen

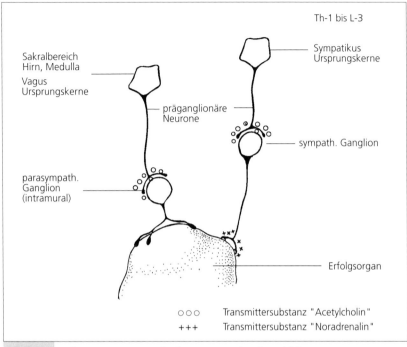

Abb. 9: Autonome nervale Steuerung der Durchblutung

2.4 Definition des Schröpfungsvorganges

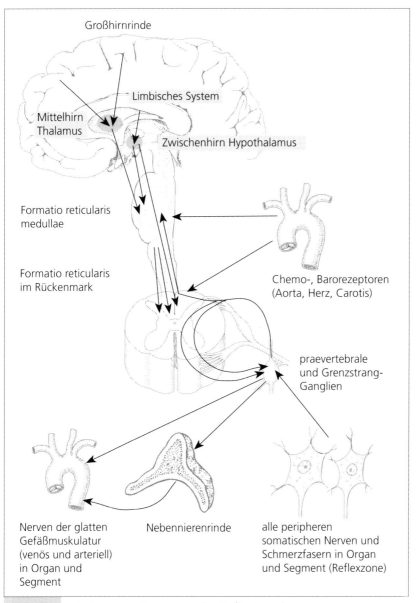

Abb. 10: Autonome Steuerung der Reflexbeziehungen

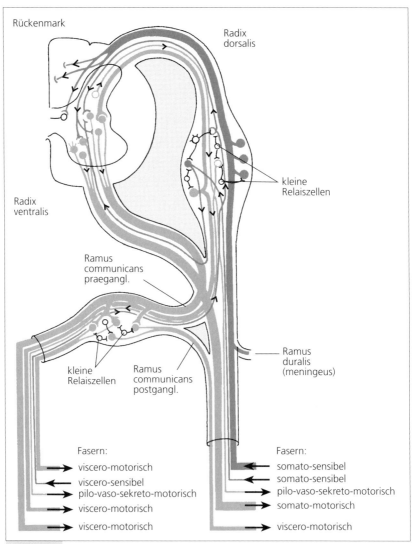

Abb. 11: Fasern und Schaltungen im Spinalganglion

2.5 Die Trockenschröpfung und die Saugglockenmassage

Beim Betasten des erkrankten Menschen fallen häufig schlecht durchblutete Körperabschnitte auf. Die Haut ist kalt, weißlich marmoriert bis zyanotisch verfärbt. Der Haut-Unterhautturgor ist schlaff und manchmal von derben Bindegewebsknötchen oder Bindegewebszügen durchsetzt. Sie liegen beim Betasten meist tief und können recht druckschmerzhaft sein (kalte/blasse Gelosen). Bevorzugte kalte Stellen am Körper sind der obere oder untere Bauch, die Nierengegend, die Oberschenkelgegend über dem Knie, die Waden. Seltener werden Oberarme und Schultergegend kalt angegeben. Meist treten Kälte und herabgesetzter Bindegewebsturgor gemeinsam auf. Ein Einstich in isolierte Härten solcher Zonen läßt kaum etwas Blut austreten. Massage führt fast zu keiner Hautrötung. Wärmeapplikationen werden aber immer als äußerst wohltuend empfunden, und zwar sowohl an der Stelle der Behandlung als auch als ausstrahlende Fernwirkung. Die Patienten berichten dann von einer allgemeinen Entkrampfung, die sich z.B. wie nach einem Besuch im Thermalbad im ganzen Körper fortsetzt und alle Organe zu vermehrter Tätigkeit anregt. Im System Niere / Blase führt dies beispielsweise zu vermehrter Harnsekretion. Diese Vorgänge sind längst bekannt. In Max und Moritz schilderte *Wilhelm Busch*, wie vortrefflich das heiße Bügeleisen auf dem kalten Leib des Schneidermeisters Böck gewirkt habe.

Die Autodidaktin und Bindegewebstherapeutin *Dicke* beschrieb bei spastischen Durchblutungsstörungen der Beine typische Härten im Gesäß- und Oberschenkelbereich (Gefäßbänder im Bindegewebe). Sie beseitigte ihre eigenen spastischen Durchblutungsstörungen durch Regulierung der gestörten Reflexorte mittels Zonenmassage an diesen Gefäßbändern. *Theirich-Leube* stellten dieselben Zeichen bei flachem Hohlkreuz im Zusammenhang mit Amenorrhö und Dysmenorrhö fest. Beide Krankheiten gehen ja bekanntlich mit einer Durchblutungsstörung im kleinen Becken einher.

Von Puttkamer, ein begnadeter Masseur der Kriegs- und Nachkriegszeit, präzisierte die oben beschriebenen Stellen und führte den Begriff des „Störenfrieds" in die Theorie der Massagewirkung ein. Unter Störenfried verstand er einen primär gestörten Reflexzonenbereich, von dem aus im Sinne von Herdwirkungen Irritationen in „anscheinend" damit nicht zusammenhängende Organbereiche ausgehen.

Die Chinesen kannten als besondere Wärmeapplikation das gezielte Moxen. Auch das Überwärmungsfußbad nach *Fritz Schiele* (Hamburg-Volksdorf) bedient sich der Analogphänomene in Reflexzone und Zielgebiet. Die trockene Schröpfung und die Schröpfkopfmassage stellen nun die einfachsten Hilfsmittel dar, solche konsensuellen Reaktionen hervorzubringen: Der Reflexweg geht einmal über die Spinalreflexzonen (kutiviszeral-Reflexe) aber sicher auch über das vegetative Nervensystem sowie über Gefäßbegleitnerven (*Stöhr*sches Endretikulum), über die uns noch am wenigsten bekannten längssegmentale Regulationssteuerung im Körper über neurohormonelle Vorgänge und letztlich besonders über Effektorsubstanzen, welche von Immunbildnern produziert werden: das Cytokin-Monokin-System.

Bei der Trockenschröpfung und der Schröpfkopfmassage erzeugen wir in Kutis, Subkutis und Bindegewebe eine forcierte Hyperämie sowie Extravasate. Die konsensuell auftretende Hyperämie im Zielgebiet fördert dort den darniederliegenden Stoffwechsel. Die Extravasate in der Reflexzone setzen einen über Tage hinweg anhaltenden Resorptionsreiz in ihr. Dieser erzwingt eine Leistungsvermehrung des vorher minderdurchbluteten und stoffwechselverarmten Bindegewebes. Die Selbstregulation in der Zone setzt durch das *Cytokin-Monokin-System* und die mit ihm verbundenen hydrolytischen Enzyme des Bindegewebsreißwolfes (zelluläres Abräumsystem) dadurch langsam wieder ein und zieht konsensuell nach sich eine Selbstregulation im Zielgebiet (Abb. 12).

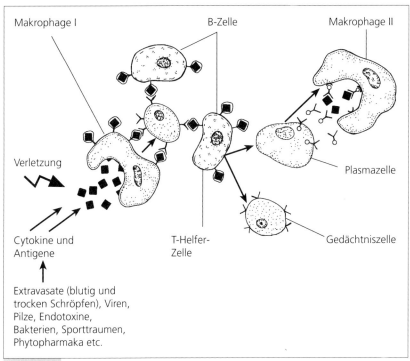

Abb. 12: Bindegewebsreißwolf

Indikation

Wir wenden die Trockenschröpfung bei chronischen, schwächenden Zuständen und bei spastischen Erkrankungen an. Zu letzteren gehören zunächst alle Durchblutungsstörungen von Extremitäten oder von Haut-Unterhautbezirken, welche auf einem Mangel von Blutzufluß beruhen. Schon Prof. *August Bier* hat mit seiner berühmt gewordenen Staubinde schwer beeinflußbare Krankheiten gebessert oder geheilt. Darunter fiel auch die *Sudeck*sche Atrophie. Aus Haifa berichtete mir der Physiotherapeut *Siegfried von Niessen*, daß er mit einer erweiterten Saugglockentherapie – wobei er ganze Extremitäten in eine Unterdrucksaugkammer einbringe – beste Erfolge bei der Behandlung von Arthrosen, Parästhesien, Morbus Raynaud und anderen Erkrankungen erlebe.

Auch *Ratschoff* hatte sich in der ersten Hälfte unseres Jahrhunderts solcher Kammern bei der Behandlung der arteriellen peripheren Sklerose bedient.

Als weitere Indikation gelten Gastroptose, spastische und atonische Obstipation sowie das Colon irritabile. Hierbei werden die Bauchdecken als Reflexzone bearbeitet. Bei der spastischen Obstipation wird zusätzlich die Gesäßmuskulatur behandelt. Bei der Gastroptose behandeln wir zusätzlich die Magenzone am Rücken. Bei spastischen Harnbereitungsstörungen werden die Nierenzonen und die Wadenmuskulatur sowie Stellen über den Knien behandelt. Bei Blasenatonie und Ureter-Reflux behandeln wir den Unterbauch über der Symphyse und die Flanken im Verlauf des Harnleiters. Bei Amenorrhö und Dysmenorrhö werden Kreuzbein, Unterbauch und Leistengegend sowie die Innenseite der Oberschenkel als Reflexzonen zur Behandlung verwendet.

Die trockenen Schröpfmethoden können mit der blutigen Schröpfmethode kombiniert werden, oder einer blutigen Schröpfmethode vorausgeschickt werden. Durch geschicktes Vorgehen kann nämlich eine Übergangsgelose oder gar eine blasse und somit therapieresistente Gelose zu einer roten und therapiefreudigen Gelose umgewandelt werden.

Die trockene Schröpfung wird so durchgeführt, daß die evakuierten Glasglocken an den ausgewählten Schröpforten ohne vorherige Ritzung der Haut aufgesetzt werden. Sie bleiben dort solange stehen, bis „blaue" Flecken entstehen. Es handelt sich dabei um Extravasate. Man kann eine aufgesetzte Glocke auch über eine größere Körperoberfläche weiterziehen und eine sogenannte *Schröpfkopfmassage* durchführen. Dabei entstehen weitere Extravasate und in ihrer Folge Mikrohämatome. Wegen der Effektivität der Methode und der Umständlichkeit der manuellen Saugmassage hat *Hans Zöbelein* ein mechanisches Sauginstrument erfunden, weches großartige Dienste leistet und voll sterilisierbar ist, das PMS (petechiales Saugmassagegerät).

Aus Japan stammt die sogenannte Münzmassage. Mit einer (damals durchlochten) großen Münze strich man hart über vorher eingeöltes, gelotisches Gewebe und erzeugte ebenfalls großflächige Extravasate. Heute nimmt man als Öl das dreifach gereinigte Pfefferminzöl und reibt mit dem Rand eines Dünnwand-Schröpfglasses kräftig. Es darf schmerzen.

Beispiel: Schröpfkopfmassage

> Eine schlanke 42-jährige Frau vom leptosomen Typ („Haut und Knochen") leidet vor allem während der Perioden an Migräne im Nackenbereich. An diesen Tagen ist sie völlig erschöpft, der Blutdruck sinkt weit unter 100 und die Aufnahme von Nahrung ist mangels Appetit und durch Auftreten sofortigen Völlegefühls nur unzureichend. Die

Untersuchung des Rückens fördert einen schlecht durchbluteten Anteil der Reflexzonen im Bereich Magensegment, Lebersegment und Genitalsegment zu Tage. Durch fortgesetzte Trockenschröpfungen und Schröpfkopfmassagen an den beschriebenen Stellen konnte die Krankheit beseitigt werden.

Beispiel: Trockenschröpfung bei Ileus

Ein 24-jähriger junger Mann leidet seit frühester Jugend an Hirschsprungscher Erkrankung (Megakolon). Aufgrund immer wieder auftretender Subileus- und Ileuserscheinungen mußte er mehrfach operiert werden, bis zuletzt fast der gesamte Dickdarm entfernt worden war. Der ganze Bauch ist eine einzige Narbe. Dennoch kommt es in kurzen Abständen (innerhalb 14 Tagen) weiter zu Subileus- und Ileuserscheinungen, die jeweils eine stationäre Behandlung im Krankenhaus notwendig machen. Die Durchuntersuchung fördert völlige Unterdurchblutungen, spastische Zustände im Sinne der blassen-kalten Gelosen am Rücken zutage. Nachdem der Patient nun regelmäßig dort durch Trockenschröpfung und Schröpfkopfmassage behandelt wird, haben sich die Anfälle von Subileus und Ileus auf einmal im Vierteljahr beschränkt.

2.6 Ausblick

Ein Arzt, der sich an die Schröpfung gewöhnt hat, wird sie als Basisbehandlung zu all seinen anderen Möglichkeiten nicht mehr missen wollen. Sie erscheint ihm als die ideale Therapie, da ohne sie keine dauerhafte Beeinflussung der Reflexzonen denkbar ist. Nach all dem bisher Dargestellten muß die Reflexzone immer mitbehandelt werden, wenn man die Kybernetik im Körper wieder in Gang setzen will. Diese läuft nach einem bereits zitierten Schema wie folgt ab:

Gestalts-Bewegungen ↔ bio-elektrochemische Prozesse ↔ physikalische Prozesse ↔ seelische Prozesse ↔ geistige Kräfte

Ein Einstieg in die Kybernetik des Organismus ist auf den verschiedensten Ebenen möglich. Dies beweisen uns die auffallenden Erfolge, welche so unterschiedliche Ärzte wie Neuraltherapeuten, Homöopathen, Ozontherapeuten, Psychotherapeuten und auch die sogenannten Geistheiler etc. erzielen. In Praxi gestaltet sich jedoch der Umgang mit dem Schröpfkopf als der am leichtesten zu bedienende Schlüssel.

Die heutige abendländische Medizin klammert die Kybernetik aus. Sie ist eine Medizin der Topologie. Das soll abschließend an einem Beispiel erläutert werden.

Im Laufe von Jahren kann sich bei einem kranken Menschen vielerlei angesammelt haben. Nicht ungewöhnlich wäre folgende Zusammenstellung: Eine jetzt 55-jährige Frau leidet an Obstipation und Gallensteinen. Seit ihrer Verheiratung traten Migränen auf, die während den Schwangerschaften ausblieben. Nach den Entbindungen entwickelten sich in vermehrtem Umfang Krampfadern, die zu rezidivierenden Thrombophlebitiden führten, wobei das linke Bein führend war. Über viele Jahre klagte sie über Schmerzen in beiden Hüftgelenken und vor allem über Rückenschmerzen zwischen den Schulterblättern. Seit Ausbleiben der Periode kam es zu erheblichen Hitzewallungen und zu Pruritus im Vulva-Bereich. Bei der Durchuntersuchung fanden sich ein bisher unentdecktes Zahngranulom des rechten oberen Eckzahnes, eine Verschleierung beider Kieferhöhlen im Röntgenbild sowie zunehmende depressive Neigungen wegen Schlaflosigkeit.

Eine solche Kranke wird ggf. behandelt von: dem Zahnarzt, welcher den Eckzahn, statt ihn zu ziehen, zu einem chronischen Herd umarbeitet; dem Orthopäden, der Hüfte und Wirbelsäule mit mannigfachen Maßnahmen von dem Schmerz zu befreien versucht, was ihm oftmals nur unter Einsatz chemischer, entzündungshemmender Arzneimittel gelingt; dem Gynäkologen, der die Hitzewallungen und den Pruritus behandelt; dem Hautarzt, der zur Behandlung des Pruritus hinzugezogen wird und der die Venen behandeln muß; dem Internisten, welcher die Situation an der Galle und am Darm röntgenologisch abklärt, dem Hausarzt, welcher die Migräne mit Schmerzmitteln bekämpft, dem Neurologen, welcher die Schlaflosigkeit und die beginnende Depression rückgängig zu machen versucht und schließlich von dem Chirurgen, der den Gallenstein ggf. entfernen muß. Da trotz vielfacher Bemühungen aller vereinigten Topologen eine Gesundung nicht eingetreten ist, und die Patientin unter den zunehmenden vegetativen Entgleisungen aber sichtlich leidet, wird sie schließlich an den Psychiater weitergegeben.

Der Naturheilarzt – so auch der Schröpfarzt – sieht diese Krankheiten alle als dynamische Störungen an, die sich *in einem einzigen Regelsystem* abspielen. Es handelt sich in diesem

2.6 Ausblick

Fall um das Regelsystem Galle/Leber. Der Körper beantwortet jedoch an verschiedenen Orten dieses Regelsystems dessen Entgleisungen mit den Möglichkeiten, die eben diesen verschiedenen Körperteilen gegeben sind. Diese Möglichkeiten können darin bestehen, daß die Kieferhöhle und der Eckzahn eine Entzündung entwickeln, das kleine Becken eine Durchblutungsstörung erleidet, nachfolgend besonders am linken Bein Varizen auftreten und so weiter.

Der Naturheilarzt behandelt nun die Trigger-Points des betroffenen Regelsystems, welche er ertastet, und die gesamte Symptomatik der Polymorbidität geht zurück bis auf Beschwerden, welche von bleibenden, organischen Narben (z.B. von der Hüftgelenksarthrose und dem Gallenstein) unterhalten werden. Aber selbst diese Narben werden vom Körper häufig symptomlos kompensiert, wenn sein Energiezustand hoch und ausbalanciert ist: Einzelne Ausfälle werden aufgrund der Plastizität des gesunden Körpergewebes leicht verkraftet.

Wenn wir der Schröpfzone nun eine dynamische Bedeutung zumessen wollen, so können wir über sie folgendes zusammenfassend sagen:

Sie stellt das *Äquivalenzbild eines Geschehens* dar und ist sichtbares und faßbares *Zeichen von Vorgängen*, die sich im Organismus abspielen, und zwar im Soma und Saema. Sie zeigt uns durch ihren Sitz und ihre unterschiedlichsten Beziehungen, daß diese Ereignisse im Körper nicht linear-kausal ablaufen, sondern vernetzt.

Sie selbst stellt einen Haupteinstieg in das Selbstregulationssystem des Körpers dar. Wenn man sie nicht behandelt, bleibt der Körper in seinen Reflexzonen blockiert und man betreibt symptomatische Therapie.

Seit vielen Jahrzehnten haben wir uns langsam daran gewöhnt, ein oder zwei, uns durch die Forschung bekannt gewordene Reaktionsbahnen, aus dem Körper herauszugreifen und sie gleichsam aus dem Lebendigen zu präparieren. An ihnen haben wir das lineare Ablaufen von Reaktionen kennengelernt. Seither setzen wir lineare Verkettungen von Krankheitsprozessen überall im Körper voraus. Sie laufen in Wahrheit aber in Vernetzungen ab. Hierbei sind alle Phänomene miteinander verknüpft. Nicht nur jede Stelle des Körpers wird von jeder anderen informiert, sondern jede Stelle reagiert auch gleichsinnig mit jeder anderen Stelle. Warum der Beobachter an verschiedenen Körperabschnitten anscheinend verschiedene Symptome erkennt, liegt daran, daß die Reaktionsweisen – nach dem Relativitätsprinzip von Standort und Zeit – verschieden aussehen. Die Vorgänge in der Basis des Lebens laufen in atomaren oder molekularen Größenordnungen ab. Die moderne Atomphysik hat uns beigebracht, daß man das Relativitätsprinzip *Einsteins* anwendet. Auch im molekularen Bereich haben wir es mit ständig sich gegenseitig verschiebenden Prozessen zu tun. Atome und Elektronen tanzen in kontrollierten Kollisions- und Rotationsbewegungen miteinander, wobei Mach-2 Geschwindigkeiten und Spitzentemperaturen von 400 °C erreicht werden. Sinnvoll gesteuert wird das Ganze durch einen der menschlichen Forschung unzugänglichen geistigen Bauplan und Lebensimpuls. Greifen wir mit menschlichen Maßnahmen ein, zerstören oder lähmen wir gleichzeitig weite Bereiche der Selbstregulation, es sei denn, daß wir über körpereigene Regulationsmechanismen arbeiten (Triggerpunkte) oder uns körpereigener Stoffe bedienen (Eigenblut, Lymphe).

Erstaunlicherweise decken sich diese modernen Anschauungen mit den Aussagen der ältesten Ärzte der Menschheit, die auf intuitivem Wege gefunden worden sind. Auch damals wur-

2.6 Ausblick

den alle Erscheinungen im Menschen in Wechselwirkung miteinander gesehen. Darüber hinaus wurden sie mit den Vorgängen im gesamten Kosmos verknüpft. Der Physiker *Fritjoff Capra* hat in seinem Buch „The Tao of physics" diese beiden universalen Erkenntnisse zur Deckung gebracht.

Seit vielen Jahren hat man die Medizin zu einer Anweisung für Konstrukteure herabgewürdigt, weil man mit Lähmungs-, Verstümmelungs- und Vernichtungsmaßnahmen Katastrophen gebremst ablaufen lassen kann. Aber nur fünfundzwanzig Prozent aller Krankheiten sind Katastrophen und bedürfen der Katastrophenmedizin, weil sie durch Eigenregulation nicht beherrschbar sind. Wer heute Medizin betreibt, darf nicht in den finsteren Zeiten bleiben, in denen man sie von der Philosophie über das Weltvernetzungssystem abgesondert hat. Wer Medizin ohne philosophischen Hintergrund betreibt, gleicht einem Steuermann, der bei Sturm und bedecktem Himmel sein Ziel sucht.

3 Praxis der Schröpfbehandlung

3.1 Gerätschaften

Schröpfschnäpper

Beim blutigen Schröpfen werden die Haut und das Unterhautgewebe zunächst aufgeritzt (skarifiziert). Hierzu bedient man sich seit alters mechanischer Instrumente, welche mit einem Schlag mehrere Schnitte produzieren und dem Patienten hierbei das Nacheinander mehrerer schmerzhafter Einstiche ersparen. Die derzeit besten mechanischen Instrumente, Schröpfschnäpper genannt, stellt die Firma Kirchner & Wilhelm, Eberhardstraße 56, 71679 Asperg / Württemberg her. Diese Schnäpper sind voll sterilisierbar und besitzen auswechselbare und in ihrer Anzahl zu variierende Messerchen. Mittels eines einfachen Drehmechanismus kann man auch deren Schnitt-Tiefe einstellen. Der Nachteil auch dieser Konstruktion besteht darin, daß die Spannfeder mit der Zeit müde wird und die Messerchen nicht mehr ausreichende Skarifikationen erzeugen. Bei mehrmaligem Gebrauch des Schröpfschnäppers an derselben Schröpfstelle bleiben kleine Hautnarben zurück. Diesem Umstand kann man entgehen, wenn man die Hämolanzette verwendet.

Hämolanzette

Die Hämolanzette gibt es als Einmalmesserchen steril verpackt. Allerdings muß man mit ihr kräftig und mindestens 10mal einstechen, ehe eine dem Schnäppern vergleichbare Skarifikation entstanden ist. Der Einstich mit der Hämolanzette erfolgt relativ schmerzarm, ist jedoch etwas schmerzhafter, als der Gebrauch des Schnäppers. Das Vorgehen empfiehlt sich dennoch besonders bei Frauen und Mädchen, bei denen Schröpfnarben unter allen Unständen vermieden werden sollten. Hat man beide Instrumente nicht zur Hand, kann man sich auch einer Rasierklinge bedienen, die man vorher durch die Flamme gezogen hat. Ältere Ärzte werden möglicherweise noch eine Ponndorf-Impflanzette besitzen. Auch diese ist ein durchaus geeignetes Instrument, um die Skarifikation durchzuführen.

Es empfiehlt sich, in einer Praxis mit hoher Schröpffrequenz mindestens 15 Schnäpper bereitliegen zu haben, da durch die fortlaufende Sterilisierung immer 30% bis 50% nicht sofort greifbar sind. Beim Sterilisierungsvorgang verlieren die gegeneinander beweglichen Teile des Schnäppers ihre Gleitfähigkeit etwas. Daher betupft man sie anschließend mit einem Tropfen Siliconöl. Die Ablage der Schröpfschnäpper erfolgt in einer sterilisierbaren V-2-A-Stahlschale mit Deckel.

Schröpfgläser

Mehrere Firmen bieten Schröpfgläser an. Ich persönlich beziehe meine ebenfalls von der Firma Kirchner & Wilhelm. Es gibt unterschiedliche Ausführungen dieser Gläser. Zunächst einmal bezieht dies sich auf die Wandstärke der Schröpfgläser. Ich selbst benutze nur die sogenannten Dünnwandgläser. Sie sind handlich und leicht und können beim Schröpfen in Sitzposition am besten verwendet werden. Es gibt sie in unterschiedlichen Größen. Man sollte stets etwa je 20 Gläser der verschiedenen Größen bereithalten.

Daneben gibt es dickwandige Gläser, deren Handhabung etwas komplizierter erscheint und die auch nur beim liegenden Patienten zur Anwendung kommen können. Schröpft man mit ihnen in sitzender Position, fallen sie durch ihr Eigengewicht zu rasch zu Boden. Dünnwandgläser und Dickwandgläser eignen sich gleichermaßen für die Saugglockenmassage.

Schließlich gibt es noch Dickwandgläser, die mittels einer Pumpvorrichtung evakuiert werden können. Ihre Handhabung ist besonders umständlich. Die Abpumpvorrichtung ist meiner Meinung nach unnötig (siehe Technik des Schröpfens).

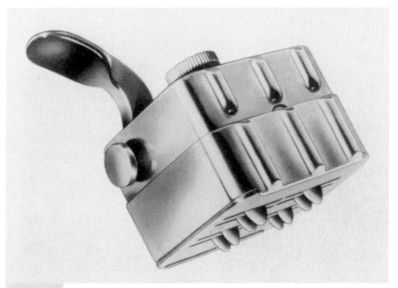

Abb. 13: Der moderne Schröpfschnäpper

3 Praxis der Schröpfbehandlung

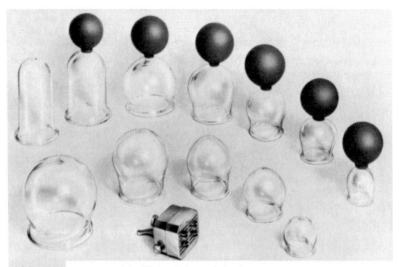

Abb. 14: Unterschiedliche Schröpfglocken

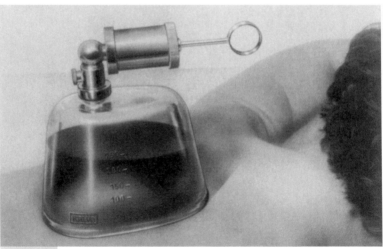

Abb. 15: Mechanisches Abpumpgerät an dickwandiger Saugglocke

Feuer- und Wattespender

Ich empfehle, das Evakuieren der Schröpfgläser mittels einer kleinen Menge abgebrannter Watte vorzunehmen. Da in einer frequentierten Schröpfpraxis stets mehrere Patienten gleichzeitig geschröpft werden müssen, empfiehlt sich ein Dauerbrenner (Bunsenbrenner mit Propangas oder Spiritusbrenner), um die Watte abzubrennen. Watte sollte in einem separaten Spender stets griffbereit sein. Gläser, Brenner und Watte plaziert man am besten auf einem Tablett. Die Schröpfschnäpper werden gesondert aufbewahrt.

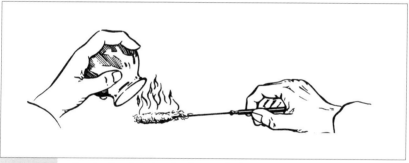

Abb. 16: Auch eine Methode der Evakuierung von Schröpfglocken

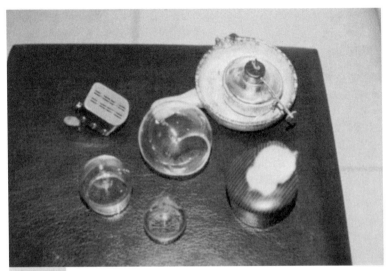

Abb. 17: Die einfachste Methode zum Schröpfen zu gelangen, ist auch die beste.

3.2 Technik des Schröpfens

Das trockene Schröpfen

Zum trockenen Schröpfen wird der entkleidete Patient bequem auf eine Liege gebettet. Mittels eines Filzschreibers oder Fettstiftes zeichnet der Therapeut die zu behandelnde Stelle genau an. Die Helferin gibt ein wenig feinst aufgeflockte Watte in den Schröpfkopf, wobei ein Ende des Watteflockens mit einem Tropfen Wasser am Boden der Saugglocke angeklebt wird. Dies ist deshalb wichtig, weil zum Evakuieren der Saugglocke diese Watte nun angezündet wird und *in einem Husch aufbrennen* soll. Da der Schröpfkopf am Ende dieses Aufbrennvorganges auf die Haut des Patienten aufgesetzt wird, könnte ein Rest brennender Watte auf den Patienten fallen und eine kleine Brandwunde erzeugen, wenn die Watte vorher nicht angeklebt worden ist.

Der teilweise evakuierte Schröpfkopf saugt nun ein Stück Haut und Unterhautgewebe des Patienten an. Läßt man die Saugglocke auf der Haut stehen, verfärbt sich das darunterliegende Areal nach kürzerer oder längerer Zeit bläulich. Es kommt zur Bildung von Extravasaten. Der Trockenschröpfvorgang ist damit beendet und die Schröpfglocke wird abgenommen.

Da beim Trockenschröpfen meist größere Areale bearbeitet werden, läßt man mehrere Saugglocken nebeneinander stehen. Wenn die Saugglocken zu lange auf der Haut stehen, kann es zu einem Austritt von Lymphe in das Stratum corneale kommen, wobei die obersten Schichten der Hornhaut wie bei einer Verbrennung abgehoben werden können. Dieser Vorgang ist nicht unbedingt erwünscht. Die entstandenen Lymphbläschen punktiert man mit einer Hämolanzette und verbindet dann die ganze Stelle.

3 Praxis der Schröpfbehandlung

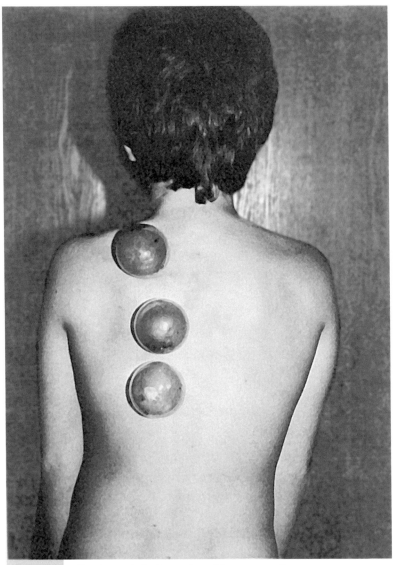

Abb. 18: Trockenschröpfung der „Magenzone"

Die Schröpfkopfmassage (Saugglockenmassage)

Die zu bearbeitende Stelle am Patienten wird mit einem guten Öl eingerieben. Will man durch das Öl eine zusätzliche therapeutische Wirkung erreichen, verwendet man japanisches Pfefferminzöl oder Echtronervalöl® der Firma Weber & Weber. Wie beim Trockenschröpfen wird nun ein Schröpfkopf auf die Haut aufgesetzt und im zu bearbeitenden Areal verschoben. Hierbei zieht man ähnlich wie bei einer Bindegewebsmassage den angesaugten Hautbezirk mit der Schröpfglocke weiter. Es entstehen auch hierbei Extravasate. Allerdings kommt es auch zu einem Zerreißen kleinster Äderchen in der Unterhaut. Dieser Vorgang ist erwünscht. Wenn die zu bearbeitende Stelle bläulich oder rötlich verfärbt ist, beendet man die Saugglockenmassage. Die Saugglockenmassage kann wie eine stark durchgeführte Bindegewebsmassage schmerzen. Ich verwende heute nur mehr die PSM-Apparaturen von *Zöbelein*.

Die blutige Schröpfung

Der Therapeut untersucht den Rücken des Patienten, wie dies im Kapitel „Der Rücken als diagnostisches Arbeitsfeld" beschrieben worden ist. Während dieser Untersuchung bezeichnet er mit Filzschreiber die zu schröpfenden Hautstellen. Vom Therapeuten werden dann mit Wundbenzin diese Stellen vom Hautfett gesäubert, angeschnäppert und der wie beim trockenen Schröpfen evakuierte Schröpfkopf aufgesetzt. Aus der geschnäpperten Stelle tritt Blut in den Schröpfkopf. Ist dieser zu einem bis zwei Dritteln gefüllt, wird er vorsichtig abgenommen und ein neuer evakuierter Schröpfkopf aufgesetzt. Beim Abnehmen des Schröpfkopfes sollte der Rand des Glasgefäßes mit der Wunde nicht in Berührung kommen. Der Schröpfkopfwechsel wird so lange wiederholt, bis aus den zu schröpfenden Stellen kein Blut mehr nachdrückt. Dann ist der Vorgang beendet. Die kleine Wunde wird mittels eines Heftpflasterstreifens, den man mit einer Wundsalbe oder einfach mit Nivea bestreicht, abgedeckt. Der Wundverband wird 2 Tage belassen. Danach kann wieder gebadet werden. Der Inhalt des Schröpfkopfes wird in einen wasserdichten Abfalleimer entleert, das Schröpfglas anschließend mit fließendem Wasser und Bürste sowie mit einem Desinfektionsmittel gespült, getrocknet, im Autoklaven sterilisiert und halbsteril aufbewahrt. Bei geschickter Arbeit kommt das Glas nie mit den Schnäpperwunden in Berührung. Die Arbeit an Hepatitis-Virusträgern erfordert besondere Vorsicht.

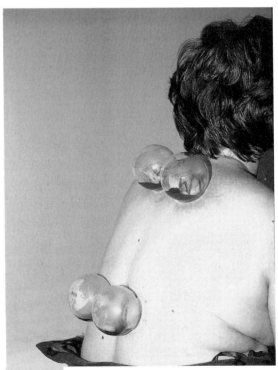

Abb. 19: Blutiges Schröpfen der Nierenzone und Tor des Windes bei Asthma und Fülletypus

Das blutige Schröpfen kann am liegenden Patienten vorgenommen werden. Diese Stellung wird besonders bei empfindlichen und schreckhaften Personen bevorzugt oder bei solchen, die zu Kreislaufkomplikationen neigen. Üblicherweise schröpft man aber im Sitzen. Ich habe den Eindruck, daß der Arbeitsablauf für das Personal dadurch erleichtert wird. Die Schröpfstelle wird außerdem besser entleert, und es erfolgt eine effektivere Heilung. Kann sich der Therapeut nicht entscheiden, ob er eine blutig zu schröpfende oder trocken zu schröpfende Gelose unter den Fingern hat, mag er sich mit folgendem Kunstgriff ein wenig helfen: Die Haut des Patienten wird mit einem Pfefferminzöl eingeölt. Der Therapeut nimmt eine Münze oder einfach den Rand einer Schröpfglocke und bestreicht kräftig die verdächtigen Stellen. Kommt es nach *wenigen Strichen* schon zu einem Zerreißen von Äderchen, ist die Indikation für eine blutige Schröpfung zu 90% gegeben. Dieser diagnostische Strich wird in China als Sonderform der Massage gesehen und ist unter dem Namen Münzmassage bekannt.

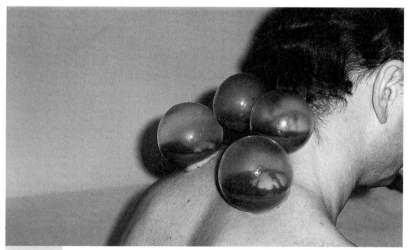

Abb. 20: Blutiges Schröpfen im Nacken

3.3 Komplikationen beim Schröpfen

Beim blutigen Schröpfen können Komplikationen auftreten. Labile Patienten neigen besonders beim ersten Mal dazu, eine Kreislaufschwäche zu entwickeln. Diese hat in den meisten Fällen psychologischen Grund. Die Angst und die Erregung vor dem unbekannten Eingriff verliert sich nach der ersten Bekanntschaft mit ihm und besonders dann, wenn die wohltuende Wirkung einer Schröpfung verspürt worden ist. Bei der Schröpfung an der Herzzone auf der linken Schulterhöhe oder an der Hypertoniesülze kann es aber zu echten hypotonen Nachschwankungen kommen, so daß der Patient während der Schröpfung besonders sorgfältig beobachtet werden muß. Man wird ihn während des Schröpfens gelegentlich betont beiläufig fragen, ob er sich wohlfühle. Der beginnende Kreislaufkollaps als Komplikation tritt rasch, eigentlich plötzlich ein und man muß schnell handeln, wenn man den Patienten rechtzeitig abfangen will. Daher soll der Stuhl oder Hocker, auf dem geschröpft wird, stets neben einer Liege stehen. Tritt eine Kreislaufkomplikation ein, fordert man den Patienten mit *lauter Stimme* auf, sich auf die Liege abzustützen, den Kopf tief hängen zu lassen und nimmt erst dann mit einem Handgriff die sitzenden Schröpfköpfe ab. Dann schwingt man den Patienten rasch auf die Liege. Seine Beine werden für einen kurzen Moment hochgehalten oder auf ein daruntergeschobenes Keilkissen gelegt. Mit wenigen Tropfen eines biologischen Kreislaufmittels ist die Stabilisierung des Blutdrucks meist in zwei Minuten wiederhergestellt. Anschließend kann in liegender Stellung die Schröpfung sogar zu Ende gebracht werden.

Gelegentlich kommt es vor, daß der Patient nicht rechtzeitig abgefangen wird. Dann kann es in der Tat zu einer kurzdauernden Ohnmacht kommen. Diese ähnelt dem Exzitationsstadium einer Narkoseeinleitung. Der Patient wird zunächst in Seitenlage gebracht, einige Male leicht auf die Wangen geschlagen und laut angerufen, bis er wieder zu sich kommt, und dann wird wie oben angegeben weiter verfahren. Erfahrungsgemäß tolerieren die Patienten selbst diese kleineren Komplikationen ausgesprochen gleichgültig, höchstens ein wenig verwundert, „daß ihnen dies zustoßen mußte".

Natürlich erlebt man immer wieder, daß selbst bei guter Auswahl des Schröpfortes und bei tiefer Skarifikation wenig oder kein Blut austritt. Manche Therapeuten lassen daher grundsätzlich den Patienten vor dem Schröpfen ein heißes Bad nehmen oder nehmen die Schröpfung nach einem Saunagang vor. Andere Therapeuten legen grundsätzlich vor jeder Schröpfung für wenige Minuten einen Senfpflasterverband an, um den weiter oben beschriebenen spastischen Zustand des zuführenden Teils der Kapillarschlingen zu durchbrechen. Eine heiße Kompresse kann sich besonders dann als nützlich erweisen, wenn man schon skarifiziert hat und kein Blut austreten will, ja wenn der Rand des Schröpfglases eine deutliche Abschnürungsfurche erzeugt. Natürlich wird auch nach solchen Maßnahmen aus einer zu Unrecht blutig angegangenen „kalten Gelose" kaum Blut austreten.

Wenn man versucht, heiße Gelosen trocken zu schröpfen, so können sofort oder mit Latenz heftige Verschlechterungen des Allgemeinzustandes oder des lokalen Befundes auftreten.

Nach einer ausgiebigen Schröpfung im Kreuzbeinbereich oder auf der linken Schultergegend kann bei insgesamt schwacher Abwehrlage und schwachem Kreislauf eine sich über Tage hinziehende Hypotonie einstellen. Man ist dann gezwungen, kreislaufwirksame Tropfen oder ein tertiäres Glycosid wie z.B. Miroton® einzusetzen.

Öfter kann man beobachten, daß bei schlecht durchbluteter oder bei schlaffer Haut nur wenig Blut in die Schröpfglocke eintritt, und der Rest wie bei einer trockenen Schröpfung in das Unterhautgewebe eindringt. In der überwiegenden Anzahl der Fälle, bei denen dieser Effekt beobachtet wird, wurde an unrechter Stelle blutig geschröpft. Manchmal allerdings – und besonders im Halsbereich – kann man dieses Phänomen dadurch beseitigen, daß man ein Schröpfglas mit einem anderen Durchmesser wählt. Zu Unrecht gesetzte größere Hämatome sollten der besseren Resorption wegen mit einer resorptionsfördernden Salbe behandelt werden.

3.4 Vorsichtsmaßnahmen

Wenn man einem Patienten ansieht, daß er wahrscheinlich kreislauflabil reagieren wird, so setzt man ihn quer vor eine Liege auf einen Hocker. Er stützt dann die Unterarme auf die Liege und läßt den Kopf auf die Hände sinken. Dadurch kann man meist hypotone Fehlregulation vermeiden.

Will man trotz eines allgemeinen Energieleerzustandes des Patienten eine offensichtlich lokale Fülle-Stelle blutig schröpfen, so führt man das am bereits liegenden Patienten durch. Mit gleichzeitig angesetzten anderen Heilmaßnahmen, wie z.b. der Akupunktur, der Elektroneuraltherapie oder homöopathischer Begleitmedikation, wird während der Schröpfung der allgemeine Zustand tonisiert. Dieses Vorgehen hat sich besonders im Anfall von Kopfschmerzen (auch bei Migräneformen), bei Ischiasformen und bestimmten Magenkrämpfen bewährt.

Da beim Schröpfen Narben entstehen können, muß man die zu behandelnde Stelle exakt vermessen und nicht wild einfach jeden am Rücken tastbaren Knoten angehen. Eine therapeutische Maßnahme, die Narben erzeugt, sollte wirklich nur da angewendet werden, wo man ohne sie eben nicht weiterkommt. Bei Narbenzuständen am Körper finden wir recht häufig eine hiervon ausgehende Fernwirkung (*Huneke*). Ich selbst habe selten bei Schröpfnarben solche Fokus-Erscheinungen gesehen. Natürlich muß man aber daran denken und gelegentlich Schröpfnarben mittels Impletol® entstören.

Wenn bei einem Patienten Keloide vorhanden sind, wird man dennoch schröpfen, die Schröpfstelle aber sofort mit Neuraltherapeutika unterspritzen.

Gelegentlich treten starke Schmerzen an der Schröpfstelle unmittelbar nach dem Schröpfen auf. Diese lassen sich mit wenigen Tropfen Impletol® sofort beheben. Auch der Einsatz von Elektrolyt-Salben (Biolyt®-Creme) oder Rizinusöl wirkt narbenentstörend.

In der Nierenzone beobachtet man nicht selten, daß trotz richtiger Technik das Schröpfglas einen „weißen Druckrand" um die Skarifikation preßt. Es fließt kaum Blut ab. Dies sollte nicht dazu verleiten, die Schröpfung abzubrechen oder zu beenden. Ein häufiger Gläserwechsel regt das Austreten von Blut an.

Vor jeder Schröpfung wird man einen neuen Patienten darauf aufmerksam machen, daß kleine, feine, weiße Närbchen entstehen können. Wie beschrieben, kann man bei Protest auf die Arbeit mit der Hämolanzette ausweichen.

Wie soll man sich bei einem Patienten verhalten, der wegen einer bedrohlichen Erkrankung unter einer blutverflüssigenden Therapie steht (z.B. unter Marcumar®)?

Ich selbst habe solche Patienten bei dringender Indikation schon oft geschröpft und nie gesehen, daß es zu einer stärkeren Blutung als üblich aus der Schröpfstelle gekommen wäre. Dennoch wird man die Indikation besonders streng stellen und unter einem Quick-Wert von 30% die blutige Schröpfung unterlassen.

3.5 Indikationstopologie

Schröpforte, ihre Stellung innerhalb der Regulationssysteme und ihre Bedeutung bei der Behandlung einzelner Erkrankungen.

"sweme ist dem rücken we, deme schrepfet man darmite."
(Mit dem Kuhhorn schröpfen)
Kuning vom Odenwalde

Vorbemerkung

Zu Beginn der Aufstellung einer Indikationstopologie soll noch einmal betont werden, daß die Schröpfung als therapeutischer Reiz einige Beziehungen aufweist zu anderen Behandlungen an Reflexzonen. Dies können z.B. Fußreflexzonenmassage, von Puttkamer-Reflexzonen-Massage oder Akupunktur sein. Ein in den genannten Methoden erfahrener Therapeut wird allein aufgrund seiner Untersuchungstechnik sagen können, in welchem Regulationssystem eine Erkrankung sich aufhält. Man kann dies auch so formulieren: Krankheitszeichen entstehen nur in jenem Regulationssystem, welches sich nicht in Harmonie mit den übrigen befindet.

Das alte Heilsystem der Akupunktur bot schon seit Jahrtausenden den Versuch, die Polysymptomatik eines kranken Menschen durchschaubar zu machen. Genaue Beobachtung und Betastung der Kranken offenbaren immer in gleicher Weise wiederkehrende Triggerpoints, die sich vom Scheitel bis zur Zehe, oder besser von den Fingerspitzen bis zu den Zehen aufreihen und einer *Punktekette* entsprechen. Gleichartig ablaufende Störungen haben das Auftreten gleichartiger Punkteketten zur Folge. Es lag nahe, alle – auch die unterschiedlichsten – Einzelsymptome von Unwohlsein, die das Auftreten bestimmter Punkteketten zur Folge hatten, einem einzigen Regelsystem zuzuordnen. Die davon ausgehenden Schlüsse und vor allem der therapeutische Ansatz haben sich innerhalb der Akupunkturmethode als äußerst glücklich erwiesen. Bei näherer Betrachtung gelten sie aber für alle Naturheilverfahren.

Wenn in den folgenden Ausführungen über die Indikation der Schröpfung und die Topologie der Schröpforte immer wieder Bezug auf die Akupunktur genommen wird, so mag das der Tatsache zuzuschreiben sein, daß ihr System ausgereift über Regulationsgebiete Auskunft erteilt.

Um uns auf rascheste und gründlichste Weise über die Rückenzonen zu orientieren, tasten wir von kranial nach kaudal her den Rücken ab. Ich verweise noch einmal auf das Kapitel: Der Rücken als diagnostisches Arbeitsfeld. Daher soll die topologische Beschreibung der Alarm- und Regelpunkte, die ja gleichzeitig auch die therapeutischen Punkte sind, in dieser Reihenfolge erfolgen. Die Reihenfolge schildert also nicht die biologische Vorrangigkeit einzelner Orte vor anderen.

3.5 Indikationstopologie

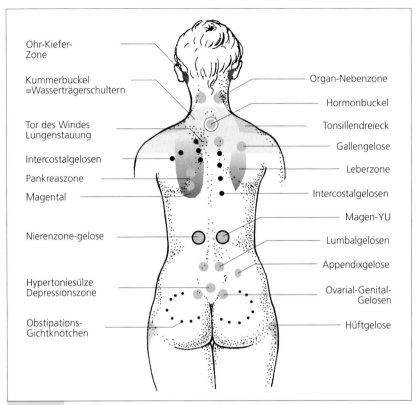

Abb. 21: Schemazeichnung des Rückens

Aus meinem „Lehrbuch der Schröpfkopfbehandlung" werden praktisch alle Indikationen nochmals hier angefügt. Es soll dabei zum Ausdruck kommen, wie weit gefächert gerade diese Therapie angewendet werden kann. Damit die einzelnen Schröpforte aus der Übersichtstafel besser lokalisiert werden können, sind neben jeder Indikationsliste Teilausschnitte aus dem oben stehenden Rückenschema gezeichnet.

3.5.1 Die Nackenzone – Okzipitalzone

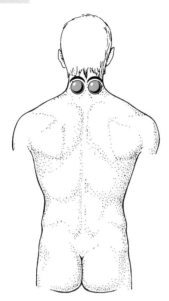

Auch Organnebenzone genannt.

Lokalisation
Im Bereich C 3/4, 2 QF paravertebral im Verlauf des Harnblasen- und des Gallenmeridians

Stichrichtung
Parallel der Meridiane

Stichtiefe
2-5 mm

Bedeutung

Diese Zone repräsentiert eine Zwischenschaltstation unterschiedlichster Regulationssysteme, welche Bezug zum Kopf aufweisen. Es sind dies vorzüglich die Regelsysteme für Galle, Niere, Drei-Erwärmer und Harnblase. Daher muß, wenn diese Zone auftritt, in diesen Regelkreisen entsprechend nach Störungen gesucht werden. Die Nackenzone kann man somit auch als Organnebenzone auffassen.

Wir finden sie aber grundsätzlich bei vielen, sich im Kopfbereich abspielenden Fehlregulationen und schröpfen sie *immer* blutig. Bei der im folgenden aufgeführten Sammlung von Indikationen steht, wenn dies erforderlich ist, das übergeordnete Bezugssystem in Klammern.

Indikation
Okzipitalneuralgie, Subluxationen der Halswirbelgelenke, HWS-Schleudertrauma, Hypertonie (Niere-Leber), Gallenmigräne, Nierenmigräne, Magenfüllemigräne. Sinusitis maxillaris (Galle/Magen), Tonsillitis (Drei-Erwärmer), Verschlüsse (Thromben) im Karotis-Basilaris-Gebiet, Apoplexie, Hypertonie.

Auch bei Prozessen, die kaudal vom Kopfe gelegen sind, wirkt sich die Nackenschröpfung positiv aus:

Schulter-Arm-Syndrom, Brachialgia nocturna (3 E/Dünndarm), Morbus Raynaud, Digitus mortus, Gefühllosigkeit des Daumens (sehr hoch unter dem Okziput schröpfen) und der ulnaren Finger, Tendovaginitis ulnaris, Epikondylitis. Da das Herz während der Organdifferenzierung von C 4 in die Brusthöhle herabgewandert ist, kann man bei funktionellen Herzbeschwerden (Neuraldruck) eine Zone neben HW 4 - HW 6 tasten und schröpfen. Das gleiche gilt für mediastinalen Einflußstau.

Positivbeispiel

1. Schleudertrauma vor 3 Jahren mit hartnäckiger Okzipitalneuralgie. Einmal Schröpfung beiderseits. Zunehmende Besserung bis Heilung.

2. Parästhesie und Pelzigkeit des linken Daumens seit einem halben Jahr. Drei Schröpfungen seitengleich, sehr hoch angesetzt neben Atlas und Axis im Abstand von ca. 1 Woche. Rasche Besserung bis zur Heilung.

Negativbeispiel

Schwindel und Schmerz ausgehend von einer Blockade im Bereich HW 3/4. Schröpfung zweier „Gelosen" paravertebral. Verstärkter Schwindel, Gefühl der Hirnleere, funktionelle Extrasystolie für ca. 14 Tage.

3.5.2 Das Schulterdreieck

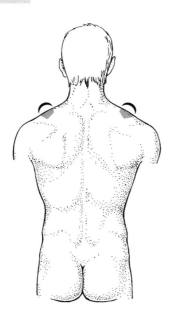

Lokalisation
In C 4, Gelosen im Musculus supraspinalis, bzw. im daraufliegenden lateralen Trapeziusanteil und dessen Bindegewebe

Stichrichtung
Parallel des Meridian Drei-Erwärmer

Stichtiefe
5-8 mm

Bedeutung

Diese Zone repräsentiert mit der vorgenannten das Segment C 4, wohl das wichtigste und allen folgenden Segmenten übergeordnete. Das Segment C 4 kann man in seiner Bedeutung als „Reflexzone der Medulla oblongata" betrachten. Erfahrene Rückentherapeuten und Masseure setzen in dieser Zone stets einen sogenannten Ausgleichgriff, wenn sie irgendwelche anderen Reflexzonen bearbeiten. Wir finden in dieser Zone daher Gelosen bei unterschiedlichen Leiden. Innerhalb der längssegmentalen Segmentation der körpereigenen Regulative stellt sie ein Durchzugsgebiet dar für das System Dünndarm (Punkt 15), System Drei-Erwärmer (Punkt 15), Galle (Punkt 21) und Blase. Das Schulterdreieck wird also häufig zu behandeln sein.

Indikationen

Von hier aus lassen sich alle entzündlichen Herde im Kopf beeinflussen, darunter besonders die Tonsillen und der Rachenraum (Mandelzone). Da Kopfherde alle erdenklichen Erkrankungen begünstigen oder gar im Gefolge haben – man denke an eine Herzinnenhauterkrankung bei chronischer Tonsillitis – schröpft man das Schulterdreieck als direkte Herdreflexzone. Nach der Schröpfung sollte man immer die durch die Gelose blockierte Wirbelsäule im oberen, mittleren und unteren Halswirbelbereich chiropraktisch einrichten.

Dann erfolgt die Schröpfung hier bei Okzipitalneuralgie, Schwindel, wenn er durch Halswirbelsäulenstörung hervorgerufen wird, Wirbelgelenkblockaden im Halswirbelbereich oder im oberen Brustwirbelbereich (siehe Muskelansätze von Musculus trapezius und Musculus rhomboideus), Tinnitus.

Das Schulter-Arm-Syndrom, die Brachialgia nocturna, die Fingerparästhesien, der Morbus Raynaud, der Digitus mortuus, Tendinitiden und Tendovaginiden im Arm- und Fingerbereich und auch der Sudeck der Arme oder der Hände werden durch die Schröpfung im Schulterdreieck günstig beeinflußt oder gar beseitigt.

In Zusammenhang mit Lokalmaßnahmen an der gestörten Stelle, wirkt sich die Schröpfung im Schulterdreieck auch aus auf die Epicondylitis, auf Schmerzen und Schwellungen in den Klavikular-Gelenken und auf Schwellungen und Schmerzen im Bereich der Rippenansätze am Sternum (Tietze-Syndrom). Sie hat Einfluß auf die Durchblutung der Glandula thyreoidea und auf die Hämorheologie im Mediastinum (Einfluß-Stauung).

In Verbindung mit Hautreizmaßnahmen über Interkostalräumen kann die Schröpfung im Schulterdreieck eine Angina pectoris falsa beseitigen.

Das Schulterdreieck wird in über 90% der Erkrankungen blutig geschröpft. Das unblutige Schröpfen hier oder die Schröpfkopfmassage dient eher der Vorbereitung für eine spätere blutige Schröpfung. Bei depressiven Verspannungen kann die Zone mittels der Schröpfkopfmassage trocken behandelt werden.

Das linke Schulterdreieck sollte jedoch mit gewisser Vorsicht blutig geschröpft werden. Hier überlagert die Herzzone und es besteht bei labilen oder bei herzkranken Personen die Gefahr des Kollapses. An einen solchen Kollaps kann sich in Einzelfällen eine Tage anhaltende orthostatische Blutdruckfehlregulation anschließen.

Positivbeispiel

1. Drei Jahre bestehende Brachialgia nocturna mit Tennisellenbogen. Klinisch-orthopädisch völlig ausbehandelt. Schröpfung im Schulterdreieck, Dauernadel über die Hauptschmerzstelle plaziert. Nach einer Woche völlige Beschwerdefreiheit trotz Tennisspiel.
2. Vier Wochen alte, eitrige und therapieresistente Tonsillitis mit Extrasystolie trotz verabreichter Antibiotika. Nach Schröpfung sofortige Abheilung der Tonsillen innerhalb einer Woche. Herzberuhigung erfolgte schon am ersten Tag.

Negativbeispiel

Schulter-Arm-Syndrom, Migräne, ovarielle Depressionen, Fülletyp. Nach doppelseitiger Schröpfung heftigste Migräne mit Kreislaufverfall, stundenlangem Erbrechen. Nur langsame Erholung.

Es wurde in diesem Fall eine Krankheit im Y$_{IN}$-Stadium bei großer Erschöpfung (Leere-Zustand) mit blutiger Schröpfung behandelt.

3.5.3 Die Gallezone und der Leberbuckel

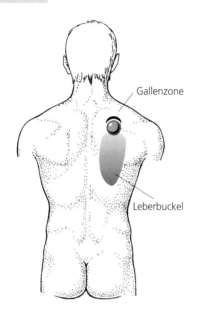

Regulationssystem Galle

Lokalisation
C 7 bis TH 8 rechtsseitig
Die Gallengelose sitzt in Höhe des Akupunkturpunktes Blase 39, meist knapp über und unter dem medialen Ende der Spina scapulae. Der Leberbuckel schließt sich kaudal an und kann sich über die Rippen nach hinten und lateral ausweiten. Auf den inneren und äußeren Harnblasenmeridianen gelegen, finden sich in ihm ggf. eine bis mehrere druckdolente Gelosen.

Stichrichtung
Verlauf des Blasenmeridians

Stichtiefe
8 mm.

Bedeutung

Die Schröpfung an diesem Punkt ordnet die Hämorheologie in der Zone und im Zielgebiet. Sie setzt den Tonus der Gallenwege herab. Dadurch kann sich der Galleabfluß aus der Leber beschleunigen. Die Entgiftungstätigkeit des Organs steigt an.

Indikation

Dyskinesie der Gallenwege, Galle-Leberkapseldruck. Post-Cholezystektomie-Syndrom: Die Schröpfung bei der Behandlung dieses Syndroms bringt auffallend gute Erfolge. Keine andere Methode kommt ihr gleich. Man erhöht natürlich die Schröpfwirkung beträchtlich, wenn man in gleicher Sitzung die Gallennarbe mit Impletol® unterspritzt oder ein Canthariden-Pflaster über den rechten Rippenbogen auflegt.

Alle Arten der Hepatopathie mit den meist mannigfachen subjektiven Beschwerden. Autointoxikation bei Obstipation, Folgezustände von Hepatitis, Pfortaderstauung, Zirrhose. Parästhesien im Leber-Galle-Gebiet mit juckenden, kribbelnden Sensationen. Störungen im Bereich des Magens wie Magendruck, Säftemangel oder Hyperazidität.

Da die Leber und die Galle über die Längssegmentation Beziehungen aufweisen zu Auge, Ohr, Tonsillen, Kieferhöhle, Geschlechtsorganen, zu Hüfte, Knie und über den Pfortaderkreislauf auch zu den Hämorrhoiden, werden wir bei Erkrankungen dieser Körperpartien ggf. die gestörte Gallenzone mitschröpfen müssen. Dies gilt besonders für das Glaukom, die Asthenopie, die chronische Sinusitis ebenso wie für alle funktionellen Störungen im Sexualbereich, wie Periodenstörungen, Mastodynia praemenstrualis, vermehrte Libido.

Krampfaderbeschwerden oder Ulcus cruris an *linken* Bein hängen merkwürdigerweise mit der Leberdurchblutung bzw. dem

Pfortaderkreislauf eng zusammen. Darauf muß ggf. geachtet werden.

Die Gallengelose kann aber auch zum Zentrum von Rückenschmerzen werden, besonders zum Angelpunkt hartnäckiger Omarthritiden.

Frauen beobachten häufig ein Ziehen in den Mammae, ein Schmerzen und ein Kribbeln in diesem Bereich und auch das Auftreten von Knoten. Diese Zeichen können durch Schröpfung in der Gallenzone und einer deckungsgleich auf der linken Seite liegenden Zone verschwinden. Vielen Frauen kann man dadurch die Krebsangst nehmen. In den meisten so gelagerten Fällen finden wir als Verursacher dieser speziellen Gelosebildung eine Blockierung im mittleren Brustwirbelsäulenabschnitt.

Die Schröpfung der Gallenzone gehört zum wichtigsten Eingriff bei der Behandlung der biliären Migräne. Immer findet sich eine Gelose im gleich- oder gegenseitigen Segment C 3/4. Meine persönliche Therapiekombination besteht in Schröpfung und Akupunktur. Die Behandlungsdauer ist meist kurz, und die Erfolge sind überraschend gut. Im Migräneanfall sollte die Schröpfung der Zone am liegenden Patienten erfolgen. Es muß hierbei besonders auf die richtige Indikation geachtet werden.

Ein Sprichwort lautet: „Es ist mir eine Laus über die Leber gelaufen". Eine Reihe psychischer Störungen ist eng verknüpft mit Fehlleistungen im kybernetischen System Leber-Galle. Depressionen im Klimakterium, Depressionen bei Vollblütigen (Plethora und Polyzythämia vera) können durch die Schröpfung an der Gallenzone rasch verschwinden. Die Behandlung wird gerne mit derjenigen an der Hypertoniesülze (siehe später) verknüpft. Die Patienten äußern meist unmittelbar nach der Sitzung: „Eine Last fällt von mir ab".

Das unblutige Schröpfen in dieser Zone erfolgt meist als

Schröpfkopfmassage im Bereich beider Harnblasenmeridiane. Wir finden eine wohltuende Wirkung auf die Durchblutung der Leber bei allen Energiemangelzuständen, also besonders bei der Zirrhose.

3.5.4 Das Regulationssystem Herz und Magen

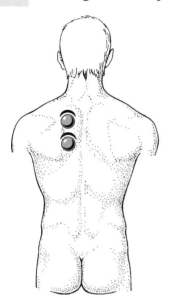

Herzzone-Magenzone

Lokalisation
C4/C5 bis TH5

Stichrichtung
Parallel des Harnblasenmeridians

Stichtiefe
5-8 mm

Bedeutung

a) Magenzone: Bei atonischem Magen oder bei spastischem Angelhakenmagen finden sich in diesem Segment eine, manchmal mehrere isolierte Härten. Bei Gastritis und Hypersekretion liegen sie kongruent zur Gallenzone. Das sie umgebende Bindegewebe erscheint jedoch meist schlaff und atonisch.

b) Herz: Die funktionelle, koronare Erkrankung (Spastik der Koronarien) sowie auf koronare Sklerose überlagerte Spastik findet ihren Ausdruck in einer Gelosebildung in den beschriebenen Reflexzonen. Wir finden sie vor allem bei Plethorikern.
c) Irritationszonen durch Verschiebungen der Statik innerhalb der Brustwirbelsäule. Angina pectoris falsa.
d) Regulationssystem Magen-Migräne, Bezug zu Pankreas, Bezug zu Parodontose.

Indikationen

Die wichtigsten Indikationen sind die falschen Herzschmerzen. Sie laufen ohne faßbare Veränderungen im EKG ab. Nur zu oft werden sie in die Rubrik der vegetativen Dystonie eingeordnet. Es handelt sich um interkostalneuralgische Belastungen, die bei gleichzeitig bestehenden Foci im Halsbereich und bei Wetterwechsel echte Koronarspasmen und Extrasystolie induzieren können. Diese Vorgänge sind einerseits durch die Herdtheorie nach *Huneke* und *Pischinger*, andererseits durch die quersegmentalen cuti-viszeralen Reflexe zu erklären. Nicht selten fehlt die Angabe des Patienten: „Ich kann nicht mehr richtig durchatmen". Die Beschwerden treten auch nachts und besonders in Ruhestellung auf. Viele dieser angeblichen Herzpatienten sind jung, viel zu jung für einen echten Herzschaden. Man kann dieselben Anzeichen jedoch auch bei echten bestehenden Herz- und Herzkranzgefäßschädigungen finden und durch die Schröpfung überlagernde funktionelle Beschwerden beseitigen. Die häufigste begleitende Maßnahme besteht in der gezielten Chirotherapie nach Schröpfung.

Eine weitere Indikation stellt der unerträgliche Juckreiz an umschriebenen Stellen des Rückens dar. Man findet keine klinische Ursache, tastet aber empfindliche Gelosen im Rücken.

Eine wirksame Therapie außer der Schröpfung kenne ich nicht. Die Schröpfung muß alle 3 Monate wiederholt werden. Ich sehe also den Grund für diesen Zustand in einer abnormen Parästhesie im Interkostalbereich. Die begleitende Maßnahme neben der Schröpfung besteht in der Anwendung des Canthariden-Pflasters über dem in das geschröpfte Segment fallenden Wirbelabschnitt. Mit der Schröpfung alternierend können Akupunktur-Dauernadeln auf die Leere-Gelosen plaziert werden. Schmerzen in der linken Schulter, Omarthritis und Schmerzen in den Rückenmuskeln sind einfach zu lokalisieren und werden bei entsprechender Gelosierung durch Schröpfung günstig beeinflußt. Die trockene Schröpfung der Magenzone wirkt sich auf den schlaffen, tonuslosen und lufthaltigen Magen positiv aus. Auch die sogenannte Magen-Migräne kann durch die Trockenschröpfung und durch die Schröpfkopfmassage im Magensegment positiv beeinflußt werden (Behandlung im Intervall).

3.5.5 Der Depressionsbuckel

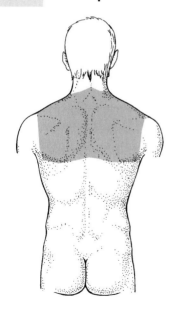

Lokalisation

Er umfaßt das Segment C4, bis hinab zum Segment TH5. Die Schultern erscheinen bretthart, der Rücken insgesamt verkrampft. Der Patient kann vor Schmerzen oftmals kaum schlafen. Die Anamnese fördert unverarbeitete Erlebnisse zutage, die der Patient Tag und Nacht mit sich umherträgt. Wir sprechen daher auch von den „Wasserträgerschultern".

Die Schröpfung in diesen verspannten Gebieten bleibt ohne Erfolg. Mißerfolge sind häufiger. Die Schröpfkopfmassage oder Trockenschröpfung kann versucht werden. Eine Wärmetherapie bringt die größte Erleichterung.

3.5.6 Das Tor des Windes

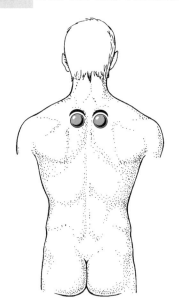

Regulationsssystem Lunge

Lokalisation
Zwischen den Querfortsätzen des 2. und 3. (3. und 4.) Brustwirbels auf dem inneren Blasenmeridian.

Stichrichtung
Verlauf des Blasenmeridians

Stichtiefe
8 mm

Bedeutung

a) Entlastung der Hämorheologie im kleinen Kreislauf, Entlastung des rechten Herzens. Beeinflussung von Schmerzen, die über den Blasenmeridian zum Kopf aufsteigen.

b) Beeinflussung von Interkostalschmerzen im Bereich der Thorakalsegmente 3/4/5, Oppressionsgefühle.

c) Stau im Mediastinum wird beseitigt.

Indikation

Asthma bronchiale, Asthma cardiale. Hierbei muß besonders auf genaue Indikation (Blutfülle oder Fülletyp) geachtet werden. Die Schröpfung an diesen Zonen wird meist mit der Schröpfung der Nierenzone kombiniert. Im Asthmaanfall hilft sie bei allen Plethorikern wie ein intravenös gegebenes Spasmolytikum. Man kann sie als Intervalltherapie alle 4-8 Wochen ohne weiteres durchführen.

Auch infektiöse Lungenerkrankungen reagieren auf die Schröpfung am Tor des Windes. *Bachmann* und *Hufeland* bezeichneten die Erfolge hierbei als besonders glücklich und behandelten selbst bei schweren, hoch fieberhaften Pneumonien. Das pleuritische Reiben und der Pleuraschmerz werden hier mit Trockenschröpfungen behandelt.

Therapieresistente Migräniker haben häufig eine Blockade im mittleren Brustwirbelsäulenabschnitt. Mit Schröpfung und Einrenkung in diesem Gebiet läßt sich mit Geduld doch noch ein Erfolg erzielen.

Positivbeispiel

> 45-jähriger Mann mit Polyglobulie. Seit Jahren zunehmende schwerste Cephalaea mit Schwindel und Depression. Der Patient berichtet, daß er nicht mehr aus den Augen sehen könne. Er würde sich am liebsten aus dem Fenster stürzen. Zur blutigen Schröpfung gelangen die Nackenzonen, kombiniert mit den Zonen Schulterdreieck und Tor des Windes. Der Patient steht nach der Behandlung auf, ungläubig staunend und berichtet, daß er sich seit vielen Jahren nicht mehr so wohl gefühlt habe. Diese Behandlung mußte bei der vorliegenden Grundkrankheit alle 4 Monate wiederholt werden.
>
> Über eine Palliativbehandlung bei Stauungen im kleinen Kreislauf und im Mediastinum wegen Sarkom habe ich an anderer Stelle bereits berichtet.

Negativbeispiel

68-jährige Patientin von hagerer Statur, seit 20 Jahren bestehendes Asthma, mittlerweile mit Lungenemphysem. Druckschmerzhafte Gelosen im Nierensegment und Tor des Windes. Dort blutige Schröpfung. Kein Effekt auf die Asthmaerkrankung aber deutliche Schwächung des Allgemeinzustandes mit tagelangem Kopfweh.

3.5.7 Die Pankreaszone (Allergiezone)

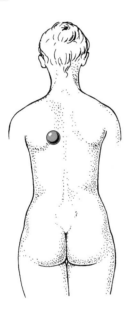

Lokalisation
BW5/6 oder BW6/7, gut handbreit neben der Wirbelsäule im Verlauf des 2. Blasenmeridians. Die Zone stellt sich oft nur als „Übergangstyp" dar.

Bedeutung

Die Zone ist meist Ausgangspunkt hartnäckiger Interkostalneuralgien oder abnormer Parästhesien im Rücken, welche die Patienten als Wassertropfenlaufen, wurmartiges Kribbeln, unerträgliches Jucken schildern. Wir finden sie auch im Zusammenhang mit allgemeinem Weichteilrheuma und Rückenschmerzen oder als Ausgangspunkt eines Herpes zoster.

3.5.8 Die Nierenzone (Regulationssystem Niere-Blase)

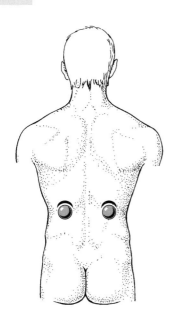

Lokalisation
Über dem Ansatz der 12. Rippe bis etwa handbreit kaudal von diesem Punkt und 3 Querfinger paravertebral beiderseits im Segment TH9. Die Zone liegt auf dem inneren Blasenmeridian.

Stichrichtung
Parallel Blasenmeridian.

Stichtiefe
Mindestens 8 mm, außer bei sehr mageren Patienten.

Vorbereitung zur Schröpfung
Bei starker Fettschicht Senfwickel 10 Minuten.

Bedeutung

Nach der Schröpfung der Gallenzone ist die Schröpfung dieser Zone am wichtigsten und dient zur Reinigung der Körpersäfte von Schlacken, da der Blutfluß durch die Niere gesteigert wird. Dies rührt wiederum daher, daß der arterielle Bereich innerhalb der Glomerula-Schlingen entkrampft und die Stase im venösen Bereich beseitigt wird. Außerdem kommt es – wie weiter oben geschildert – zu einer Entleerung des „Fokus Nierenzone". Da die Niere im Zentrum des Reinigungsstoffwechsels steht, muß die Schröpfung an der Reflexzone bei vielfältigen Erkrankungen des Körpers mit eingeplant werden.

Indikation

Rückenschmerzen, Schmerzen im Nierenlager, Weichteilrheumaschmerzen. Migräne: Der Typus Nierenfülle oder Blasenleere (nach *Ulrich Abele*). Der Schmerz bei der Nierenmigräne tritt im Kopf vorwiegend nachts auf und zieht vom Nacken entlang des Blasenmeridians zum inneren Augenwinkel. Er verstärkt sich beim Liegen und läßt sich mit Kaffee in den Anfangsstadien recht gut beeinflussen. Die Patienten geben an, daß die Augen morgens jucken (hartnäckige, therapieresistente Konjunktivitis) und tränen. Dieses Symptom tritt auch unabhängig von Migräne auf. Mit der Nierenmigräne, aber auch unabhängig davon, sind außerdem mit der Nierenregulationsstörung verknüpft: Nächtliches Schwitzen, auch außerhalb des Klimakteriums, eiskalter Rücken, kalte Knie und Füße, das Gefühl eines Eisreifens im Knie- oder Knöchelbereich, kalt schwitzende Füße.

Die Patienten beobachten, daß sie häufig einen unbestimmten Druck im Nierenlager empfänden, der sich manchmal mit dem Abgang von großen Mengen klaren Urins löse. Im Intervall haben die Patienten den Eindruck, Urin zu speichern. Der zweite

Blutdruckwert ist in solchen Fällen meist über 90 mmHg erhöht und senkt sich nach der erfolgten Therapie.

Die Schröpfung an der Nierenzone hilft, Antihypertonika einzusparen. Man kann sie kombinieren mit der Schröpfung über dem 5. Lendenwirbel (Hypertoniepunkt). Der Erfolg gibt jenen Autoren recht, welche behaupten, daß ein Gutteil der genuinen Hypertoniker nur verkappte Frühformen der nephrogenen Hypertonie darstellen und zu einer Eiweißspeicherung in der Basalmembran der Kapillaren neigen (*Wendt*). Die Umstellung der Ernährungsgewohnheiten und des Trinkens unterstützen die Schröpftherapie in großartigem Umfang. Aber auch die Begleitsymptome mancher irreversiblen Hypertonie, wie Kopfdruck, prä-apoplektische Zustände, Pochen im Schädel, Tinnitus und Asthenopie werden durch die Schröpfung gebessert und beseitigt.

Jede ausgiebige Schröpfung senkt den Hämatokrit des Blutes. Eine Senkung des Hämatokrits um nur 6% fördert aber die Hirndurchblutung um 50%. Man kann sich daher leicht vorstellen, daß Druckzustände im Schädel oder auch im Auge (Glaukome) durch die Schröpfung der Nierenzonen in Verbindung mit den Nackenzonen deutlich gebessert werden.

Auch bei chronischen Infekten der Niere sowie bei akuten Pyelonephritiden kann geschröpft werden. Die Schröpfung wirkt dann im Sinne einer Terrainverbesserung. Jede andersweitige Zusatztherapie – gerade auch die antibiotische Therapie – kann dadurch abgekürzt werden. Allerdings hat der Therapeut Sorge zu tragen, daß wirklich nur eine heiße Gelose blutig geschröpft wird.

Bei bestehenden Nierengelosen kommt es in vielen Fällen – besonders bei Frauen – zu geschwollenen Beinen, die einem kranken Herzen oder insuffizienten Venen nicht in die Schuhe geschoben werden können. Wasseransammlungen finden sich aber auch überall sonst im Körper. Die Nierenschröpfung in Kombination mit der Schröpfung des Ileosakralwinkels (siehe unten) fördert die Wasserausscheidung aus den Nieren und drainiert das Gewebe. Hier kombiniert man am besten mit der Autouronosode (siehe Literaturangabe).

Eine wichtige Indikation sind die Eklampsie und Folgezustände, die sich oft monatelang nach einer Eklampsie noch bemerkbar machen. Die Schröpfung der Nierenzone in Kombination mit der Eigenharnnosode wirkt schlagartig, nebenwirkungslos und schonend.

Hitzewallungen der im Klimakterium stehenden plethorischen Frauen reagieren besonders eindrucksvoll auf die Nierenzonenschröpfung. Auch hier kombiniere ich die Autouronosode. Plethorische Asthmatiker reagieren gut auf die Kombination von Schröpfung an den Nierenzonen und Tor des Windes.

Bei Koxarthrose, Arthritis im Ileo-Sakralgelenk, aber auch bei Ischiasformen finden sich Nierenzonen-Gelosen. Man muß sie vor einer Gelenkbehandlung beseitigen.

Bei Gichtkranken und Rheumatikern finden wir immer eine Mikroangiopathie und die nachfolgenden Störungen in der Hämorheologie. Diese spielen sich in allen Abschnitten des erkrankten Körpers ab. Es ist aber klar, daß diese Prozesse rasch bedrohlich werden, wenn sie sich in so empfindlichen Organen abspielen, wie es Niere oder Leber/Galle sind, welche einen hohen Blutdurchsatz benötigen. Ihre Funktionen leiden. Es bauen sich Reflexzonen auf. Diese schädigen durch cuti-viscerale Irritation im Sinne einer Rückkopplung die genannten Organe. Der Teufelskreis kann durch die Schröpfung sofort unterbrochen werden.

Bei typischen Asthenikern oder im Endzustand einer nierenabhängigen Erkrankung darf diese Zone niemals blutig geschröpft werden. Auch die Trockenschröpfung ist hierbei gefährlich. Wärmeanwendungen aller Arten sind zu bevorzugen.

3.5.9 Die hyperazide Gastritis

Unter den Gastritikern findet sich ein besonderer Typ, der fortwährend essen muß, um die Magensäure zu binden. Spart er eine seiner vielen Zwischenmahlzeiten aus, riskiert er ein Säureulkus. Das viele Essen aber läßt ihn aufgeschwemmt und dick werden.

Bei genauer Untersuchung des Rückens solcher Patienten stellen sich zwar die Magen- und die Gallenzone dar, viel eindrucksvoller jedoch sehr schmerzhafte Füllegelosen in beiden Nierenlagern. Um den Zusammenhang von Nieren, Magen und Zwölffingerdarm zu erklären, muß man wissen, daß die Zustimmungspunkte von Magen und Duodenum auf dem Akupunkturmeridian „Blase" stets inmitten der Nierengelosen sitzen. Auch der Masseur kennt diese Schmerzzonen bei Magenpatienten als die *Boas*schen Druckpunkte.

Da auch im Akupunktursystem jeder veränderte Reaktionspunkt bivalent für Diagnose (hier Zustimmung) und Therapie (hier Oligurie, Meteorismus, Ulkus) zuständig ist, wirkt sich die Schröpfung an der Nierenzone für diese Gastritiker aus wie das bekannte „Blutenlassen an Akupunktur-Endpunkten". Es kommt zu einer Regulation über das längssegmentierte Ordnungssystem. Gleichzeitig wird der von der Quellungsgelose herrührende Neuraldruck auf die von Th12/L1 zur Niere und zum Plexus hypogastricus ziehenden Nervenfasern abgezogen. Es folgen dann die im theoretischen Teil diskutierten hämodynamischen Heilungsprozesse.

Positivbeispiel

50-jähriger, dicker Plethoriker. Seit 10 Jahren rezidivierende Ulcera ventriculi et duodeni. Extreme Magensäurewerte. Rasende Angst vor einer Fastenkur, aber bereits deutliche Herz-Kreislauf-Belastung wegen des Übergewichts. Therapie der Säurewerte mit allen bekannten Chemotherapeutika, zeitweise Belegzellenblocker, welche nur schlecht vertragen werden.

Nach der ersten Schröpfung an der Nierenzone fehlte zur großen Überraschung bereits am nächsten Morgen der gewohnte Nüchternschmerz. Der Patient konnte zu einer Weizen-Gel-Kur überredet werden. Die am 3. und 8. Fastentag wieder einsetzenden Magenbeschwerden (Entgiftungstage) konnten jeweils durch Schröpfung sofort – in den ersten 15 Minuten – gestoppt werden. Es entleerte sich die Nierenzone jeweils mit 2 bis 3 Gläsern Blut, also reichlich. Der Patient konnte später bei fortgesetzter Nierendiät, mit Hilfe der Phytotherapie und gelegentlichen Schröpfungen der Nierenzone geheilt werden.

3.5.10 Die Lumbagozonen (Darmzonen)

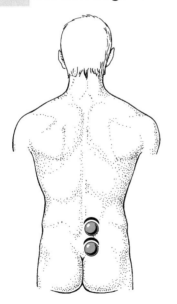

Lokalisation
Zwischen Nierenzone und Ovarzone, innerer und äußerer Blasenmeridian.

Stichrichtung und Tiefe wie bei Nierenzone.

■ **Bedeutung**

Beckenplethora: Beeinflussung der Durchblutung im ganzen Bauchraum, Entkrampfung im unteren Rücken, Schmerzzustände.

Die Schröpfung im Bereich zwischen der 12. Rippe und dem oberen Beckenrand wird häufiger einseitig durchgeführt als beiderseits. Man sollte sich zur Regel machen, nur auf der Seite des Schmerzes zu schröpfen. Auch wenn Skoliosen mit einer einseitig deutlichen Vorbuckelung der Lumbalgegend einen gelotischen Bezirk vortäuschen, sollte bei Schmerzen auf der konkaven Seite die konvexe Vorbuckelung eher trocken geschröpft werden.

Die Lumbagozonen müssen besonders sorgfältig im Sitzen bei weit vorgebeugtem Rücken palpiert werden. Wenn man nicht genau im Zentrum der Gelose schröpft, kann der Effekt trotz richtiger Indikation ausbleiben. Auch im Lumbalbereich sollte mit vorheriger Hyperämisierung durch heiße Packungen die Schröpfarbeit erleichtert werden. Bei sehr dicken Patienten, deren Gewebe sulzig ödematös oder ähnlich wie bei Hypothyreose pastös-trocken erscheint, tritt bei der Schröpfung kein Blut aus den Gelosen. Auch vermeide man über den kugeligen und verschiebbaren harten Bindegewebsknoten im Glutäus maximus oder in der Gegend des Beckenkamms blutig zu schröpfen, da dies eher Schmerzen erzeugt als lindert.

■ **Häufigste Indikationen**

Neuralgien im Bereich des Nervus genitofemoralis, des Nervus ilioinguinalis, des Nervus ischiadicus, des Nervus femoralis. Schmerzen, die zum Darm und zur Harnblase ziehen. Meteorismus, Darmspasmen nervöser Ursache.

3.5.11 Die Schröpfung bei Interkostalneuralgien

Die Schröpfstellen liegen hierbei in den Interkostalräumen, meist eng paravertebral, 1 bis 2 Querfinger neben der Wirbelsäule. Die Gelosen sind also von solchen, welche an System-Regulationszonen liegen, deutlich verschieden. Häufig finden wir sie bei akut verrenkten oder blockierten Wirbeln, so beim „Verheben" oder „Verliegen". Bei der Zostererkrankung mit ihrer Entzündung der Nervenwurzel finden wir bei Beginn der Erkrankung immer eine heiße Gelose ganz paravertebral im Segment.

Dies deutet darauf hin, daß das unmittelbar im Berührungsbereich der Nervenaustritte liegende Konglomerat von Organen (Sympathicus, Parasympathicus, Wirbelgelenke, Bandscheibe) eine direkte Rückenreflexzone besitzt.

Kombiniert man im Beginn des Zosters die blutige Schröpfung an der heißen Gelose mit Chirotherapie und quaddelt etwas Procain (Impletol®) ins Segment, kann die Krankheit meist rasch abgefangen, gemildert und sogar später noch mitigiert werden. Zur Steigerung der allgemeinen Abwehrlage verwendet man die Eigenblut-Injektion i.m. oder die HOT.

Viel seltener sprechen Zosternachschmerzen auf diese Kombinationstherapie an. Bei diesem Problem hilft eher die Kombination von blutiger Schröpfung, Chirotherapie und Ohrakupunktur nach *Nogier* (Ohrgeometrie). Die Schröpfung von interkostal liegenden Gelosen sollte immer mit der Chirotherapie verbunden werden (Technik nach *Laabs* oder *Sell*).

Positivbeispiel

> 30-jährige Patientin, typisches Bild einer Atemdepression (seit einem halben Jahr) und funktioneller Angina pectoris bei Hypotonie.

Befund

Chronische Tonsillitis, schmerzhafte Processus spondylosi im Bereich BW4/5. Unmittelbar neben BW3 links und BW5 rechts heiße Gelosen.

Therapie

Blutige Schröpfung beiderseits mit Einrenkung. Die Patientin kann daraufhin seit 6 Monaten zum ersten Mal ungestört und frei Luft einatmen. Danach Herdentstörung der Tonsillen mittels Impletol, später Symbioselenkung und Roedern, sowie Baunscheidtsche Behandlung zur Festigung des paravertebralen Gewebes und zur Abwehrsteigerung des Organismus. Heilung innerhalb von 4 Wochen.

Negativbeispiel

Magerer, 50-jähriger Patient, seit Jahren schwerste Neuralgie am Damm und an den Oberschenkeln im Sinne einer Reithosenparästhesie. Harte, körnige Gelosen im parasakralen Bereich, druckschmerzhafte Stellen neben dem 4. und 3. Lendenwirbelkörper. Keine eingesunkenen und sulzigen Zonen über den Processus spondylosi.

Trotz fehlender heißer Gelosen blutige Schröpfung. Deutliche Verschlechterung im Ausbreitungsgebiet des Nervus pudendus und des Nervus ileofemoralis. Tagelang anhaltende Kreuzschmerzen. Begleitende hypotone Fehlregulation.

3.5.12 Die Lumbalecke

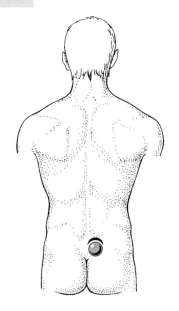

Bereich kleines Becken – Ovarzone

Lokalisation
Segment L2 bis L3 unmittelbar im Winkel, der vom Os sacrum, der Wirbelsäule und dem aufsteigenden Ileumrand gebildet wird. Der Ort wird durch die darin sitzende Gelose genau bestimmt.

Stichrichtung
Parallel des Harnblasenmeridians

Stichtiefe
5-8 mm

Bedeutung

a) Regulationssystem Blase und Gallenblase mit besonderer Berücksichtigung der Durchblutung im kleinen Becken und der hormonellen Leistung der Geschlechtsorgane.

b) Schmerzen im Lumbalbereich, im Blasenbereich (Neuralgien im Nervus genitofemoralis und Nervus pudendus), Neuralgien im Nervus ischiadicus und Nervus femoralis lateralis, sowie Nervus peronäus.

c) Koxarthrose, Gonarthrose.

d) Durchblutungsstörungen der unteren Extremitäten arteriell und venös. Lymphstau der Beine.

Indikation

Klimakterische Beschwerden aller Arten, besonders bei Hypertonie. Dysmenorrhö und sekundäre Amenorrhö der plethorischen Frauen. Prostatitis, Hämorrhoiden (in Kombination mit der Gallenzone). Ovarial gebundene Migräne bei Hypertonikern oder Fülletypen (Oketsu-Typ nach japanischer Schule = schmutziges Blut). Kopfdruck und Kopfhitze ante menses. Lumbago, Nervenschmerzen, Blasenneuralgien, Blasendruck, mobile Bandscheibenhernien (in Verbindung mit Canthariden-Pflaster oder Akupunktur und Streckung). Die Erfolge bei Rückenschmerzen kommen schlagartig, noch während der Sitzung, wenn die Schröpfindikation typisch ist. Der sofortige Erfolg ist unabhängig davon, ob die Beschwerden erst einen Tag oder drei Jahre alt sind. Bei Lumbago sollte nach vorangegangener Schröpfung mit einem nachfolgenden Canthariden-Pflaster wenigstens 2 Tage gewartet werden. Dessen Indikation wird durch das sulzig verquollene Bindegewebe über dem zugehörigen Prozessus spondylosus angezeigt. Parästhesien im Bereich der Unterschenkel und der Zehen, vor allem das Burning-feet-Syndrom oder die Cruralgia nocturna. Nach Beseitigung des Neuraldrucks an der Nervenwurzel kann sogar eine Beinatrophie sich wieder bessern.

Das Hüftgelenk hat – wie auch das geschädigte Kniegelenk – eine Schröpfzone. Sie sitzt etwa 5 Querfinger kaudal der Nierenzone. Das Hüftgelenk läßt sich mit Hilfe der Schröpfung besser beeinflussen als das Kniegelenk. Sein Schröpfort entspricht etwa dem Nierenzustimmungspunkt der Akupunkturlehre. Wenn man das schmerzende Hüftgelenk mit Naturheilmethoden behandeln will, darf man diese Stelle nicht übersehen, da sonst keine dauerhaften Erfolge erzielt werden können.

Bei manchen Frauen verschwindet die Wassereinlagerung im Bindegewebe über der Knie-Innenseite nach der Schröpfung der Ileosakralzone. Auch Lymphschwellungen in der Kniekehle selbst können sich dadurch verlieren.

In Zusammenhang mit der blutigen Schröpfung der Gallenzone oder der Nierenzonen hat sich die Schröpfung des Ileosakralgelenkes bewährt bei: Phlebostase, Phlebitis, Krampi der Unterschenkel, Ulcus cruris, kalten Füssen und der merkwürdigen Empfindung, daß ein Reifen aus Eis um Knie oder Wade geschnürt sei.

Bei den heißen, spannenden und krampfenden Unterschenkeln, welche viele, tief blaue Besenreiservarizen aufweisen, kombiniere ich die Schröpfung des Ileosakralwinkels mit dem japanischen Aderlaß an den Teleangiektasien der Schenkel. Hierfür verwende ich eine Dreikantnadel oder die Hämolanzette. Die Beschwerden verschwinden, auch wenn sie vorher jahrelang angehalten hatten. Eine solche Sitzung vertreibt die quälenden Beschwerden meistens für ein halbes oder für ein ganzes Jahr.

Manche Patienten geben an, daß sie nachts deshalb nicht einschlafen können, weil sie mit den heißen Waden immer wieder einen kalten Platz suchen müssen und erst einschlafen können, wenn sie die Beine aus dem Bett heraushängen lassen. Hier empfiehlt sich die Schröpfung des Ileosakralwinkels in Kombination mit Akupunktur der Sakrallöcher oder in Kombination mit Homöopathie.

3.5.13 Die blutige Schröpfung über oder unmittelbar lateral der Spina iliaca posterior superior

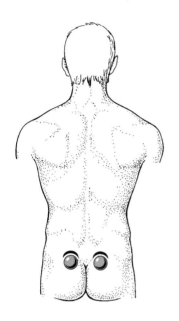

Indikation

Ischias, Dysmenorrhö, Kreuzweh, chronische Obstipation, Kopfweh bei präklimakterischen Fülletypen.

Positivbeispiel

Plethorikerin, 50 Jahre, Hitzewallungen mit migränoidem Augenflimmern, ständiger Kopfdruck und Herzbeklemmungen. Schwindel nach dem Aufstehen. Schröpfung an der hier beschriebenen Stelle. Die Patientin steht nach der Schröpfung auf, atmet erleichtert durch und sagt: „Seit Jahren ist mir nicht mehr so wohl gewesen wie jetzt."

3.5.14 Die Hypertoniesülze

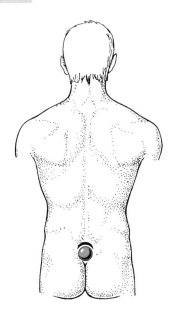

Lokalisation
Über dem Processus spinosus des 5. Lendenwirbels, sofern dort eine heiße Gelose sitzt oder Teleangiektasien zur Schröpfung einladen. Seltener über dem ersten Sakralwirbel bei gleichem Befund.

Stichrichtung
Parallel der Meridians Gouverneur

Stichtiefe
3-5 mm.

Die Schröpfung an dieser Stelle ist nicht ungefährlich. Man sollte vermeiden, mit dem Schröpfschnäpper die Knochenhaut des Wirbelfortsatzes zu verletzen. Der Schröpfreiz ist groß und die Reaktion des Organismus nicht immer auszubalancieren. Die Schröpfung an dieser Stelle senkt den Blutdruck deutlich. Die Indikation an dieser Stelle sollte daher streng gestellt werden.

Dazu gehört, daß der Blutdruck nicht unter 160 systolisch liegen darf. Die Anzahl der fülligen Patienten ist bedeutend größer als die der mageren.

Bedeutung

1. Schmerzen im Kreuz
2. Pressen und Dauerdruck im Kopf bei Hypertonie, besonders wenn sie mit reaktiven Depressionen im Klimakterium einhergeht.
Die „rote" Hypertonie wird um 10 bis 30 mmHg gesenkt, oft für Monate, Medikamente können reduziert werden. Subjektive, mit der Hypertonie einhergehende Beschwerden, wie Schwindel, Flockensehen, Ohrgeräusche können verschwinden. Die Schröpfung ersetzt aber weder Medikament noch Diät noch Gefäßtraining!

Klimakterische Depressionen. Auch ohne ausgesprochene Hypertonie findet sich die Hypertoniesülze im Klimakterium der Frau und seltener des Mannes. Ein Fingerdruck auf diesen Punkt löst das typische „heulende Elend" aus. Hier wirkt die Schröpfung oftmals wie eine Wunderbehandlung, besonders wenn man die mit Fasten und einer Schröpfung der Gallengelose (seltener der Nierengelose) kombiniert. Restzustände der Depression beseitigt man dann mit einem Canthariden-Pflaster, welches über dem 5. Lendenwirbel und 1. Sakralwirbel gesetzt wird.

Als Schlagwort kann man formulieren:

Die Behandlung der Hypertoniesülze senkt den Druck im Hirn.

3.5.15 Besondere Schröpfstellen

Die Hüftgelenke

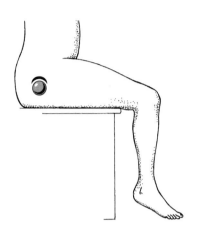

Lokalisation
Über dem Trochanter major oder 2 Querfinger kranial bzw. kaudal. Der Patient ruht in Bauch- oder Seitenlage.

Stichrichtung
Parallel Gallenmeridian

Stichtiefe
Bis zu 8 mm

Bei ausgesprochener Gelosebildung im Bereich der Hüftgelenke und wenn man den Eindruck von typischen roten Gelosen hat, kann die Schröpfung hier schlagartig eine Koxalgie beseitigen. Die Indikation ist dennoch recht selten. Bei mageren Koxarthrotikern kann man bisweilen mit der Schröpfkopfmassage Besserungen des Schmerzes erzielen.

Kniegelenk

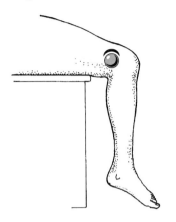

Lokalisation
Im Quadrizeps, meist handbreit über der Patella selten in der Mittellinie, eher lateral oder medial

Stichrichtung
Parallel der durchziehenden Meridiane

Stichtiefe
5-8 mm

Gelegentlich finden sich auffallende Myogelosen und vor allem rote Gelosen, in denen wie bei einer Varize Blut gestaut wird. Die reaktive Muskelverkrampfung hindert den Rückstrom des Blutes aus der Gelose.

Die Gelosen sitzen meist im lateralen oder medialen Anteil des Quadrizeps. Wir beobachten ihr Auftreten in Zusammenhang mit Koxarthrose, Beinverkürzung mit Skoliose oder Blockade des Iliosakralgelenks. Die von den Myogelosen ausstrahlenden Schmerzen reichen vom Knie bis zur Hüfte oder über das Knie abwärts bis zum Knöchel.

Positivbeispiel

Eine 45-jährige Patientin wurde jahrelang vergeblich wegen hartnäckiger Schmerzen im Kniebereich behandelt. Diese strahlten von einer auffallenden Gelose im äußeren Quadrizepsanteil zur Hüfte aufwärts und über das Knie abwärts. Röntgenologisch bestand eine Koxarthrose in fortgeschrittenem Zustand, die jedoch die Patientin kaum behinderte. Die von der Gelose ausstrahlenden Schmerzen ließen ihr selbst nachts keine Ruhe mehr. Die mehrfache Schröpfung der heißen Gelose erbrachte innerhalb weniger Monate eine so deutliche Besserung der Beschwerden, daß die Patientin, welche vor der Behandlung mittels Krücken in die Praxis gekommen war, diese fortlegen konnte. Auch die nächtlichen Schmerzen konnten beseitigt werden. Der Professor für Endoprothetik, welchen sie in regelmäßigen Abständen aufsuchte, stellte ihr ganz verwundert die Frage, warum sie denn plötzlich in ihrem „total versulzten" Hüftgelenk keine Schmerzen mehr habe.

3.6 Indikationstopologie für die Trockenschröpfung

Vorbemerkung

Um die Wirkungsweise der Trockenschröpfung und der Schröpfkopfmassage zu verstehen, muß die theoretische Bemerkung im ersten Teil des Buches nachgelesen werden. Denn erst aus ihrem Verständnis ergibt sich die folgende Indikationsstellung. Die Beschreibung der Topologie erfolgt wiederum von kranial nach kaudal.

3.6.1 Die Nackenzone

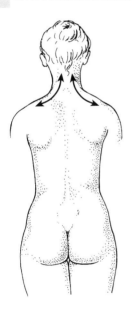

Bereich C3 bis C4.

In diesem Bereich wird eine trocken aufgesetzte Schröpfglocke nie stehengelassen, sondern die Schröpfkopfmassage durchgeführt. Als Ausnahme von dieser Regel gilt die Trockenschröpfung an der Schulterkugel im Bereich C4. Üblicherweise arbeitet man wie bei der Münzmassage, indem man die Haut vorher mit einem hoch wirksamen Pflanzenöl (japanisches Pfefferminzöl etc.) einfettet.

Die Schröpfkopfmassage im Nackenbereich ist meist schmerzhaft. Bei empfindlichen Personen sollte daher nur mit dem Rand des Schröpfglases ohne Ansaugen von Haut über die zu behandelnden Stellen gestrichen werden. Der Aufdruck des Glases richtet sich nach dem Auftreten von Extravasaten.

Die Trockenschröpfung kann auch eine vorhergegangene blutige Schröpfung komplettieren, da durch dieses Vorgehen auch die in der Kutis gelegenen Verspannungsherde in sich zusammenbrechen.

3.6.2 Das Schultergelenk

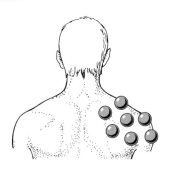

Wie jedes Gelenk kann auch dieses durch mehrere, an variable Trigger-Punkte, auch ventral und lateral, trocken aufgesetzte Schröpfgläser zur besseren Durchblutung angeregt werden. Die Effekte am Schultergelenk sind mittelgradig.

3.6.3 Die Magenzone

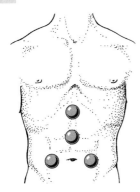

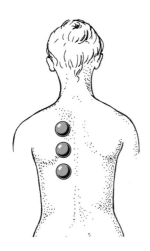

Im Bereich der Magenzone setzt man mehrere Schröpfgläser gleichzeitig in den Verlauf des inneren oder äußeren Blasenmeridians. Bei schlaffem Angelhakenmagen, Magen- und Pylorusspasmus, Hypoazidität oder Anazidität sowie bei Motilitätsträgheit, dem Steingefühl im Magen oder dem Globus in der Kehle und Speiseröhre sind die Erfolge gut bis mittelgut. Überraschende Effekte kann man erzielen, wenn man abwechselnd mit der Magenzone die Bauchdecken behandelt. Dort setzt man die trockenen Schröpfgläser auf die Alarmpunkte von Magen, Dickdarm und 3 E, gelegentlich auch auf den Gallenalarmpunkt an der Spitze der 11. Rippe.

3.6.4 Die Thoraxvorderseite

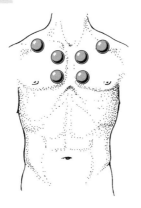

Schröpfköpfe werden trocken aufgesetzt an den Akupunkturpunkten: Lunge 1 und 2, Niere 13, sowie parasternal bis zum Xiphoid.

Indikation

Positiver Effekt bei chronischen und akuten Tracheobronchitiden.

3.6.5 Der Brustbereich

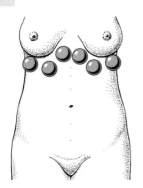

Nach *Bachmann* soll die Trockenschröpfung an der unteren Zirkumferenz der Brüste besonders gute Wirkung aufweisen bei: Hypermenorrhö mit begleitender Anämie. Die Hypermenorrhö resultiert ja nicht selten aus einem Tonusverlust des Uterus. Der Saugreiz des Säuglings diente den alten Gynäkologen als beste Methode, die Gebärmutter nach der Entbindung zur Kontraktion anzuregen.

Man setzt am ersten Blutungstag je 2 Schröpfköpfe an. Gleichgute Ergebnisse erzielt man bei Schmierblutungen wegen mangelhafter Corpus-luteum-Phase oder nach der Periode.

3.6.6 Der obere und mittlere Rücken

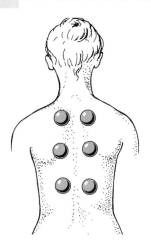

Es handelt sich um die Segmente C4 bis TH9. Behandelt wird meist entlang des inneren und äußeren Blasenmeridians. Die statische Schröpfkopfbehandlung wie die dynamische Saugglockenmassage wirken gleichermaßen. Die Saugglockenmassage sollte nicht schmerzen (sedierender Effekt mit Energieverlust).

■ **Indikation**
a) Hypotonie, besonders nach Infekten. Hierbei sollte auch der Wirbel C7 besonders hyperämisiert werden.
b) Neuralgien bei Weichteilrheuma und kalten Gelosen im gesamten Rückenbereich.
c) Neuralgische Zustände bei oder nach trockenen Pleuritiden.
d) Vorbehandlung für Chirotherapie, wenn keine heißen Gelosen vorliegen. Der Rücken wird durch die Schröpfkopfmassage insgesamt gelockert. Pathologische Spannungen im Segment verlieren sich sowohl in der Tiefe, als auch in der Kutis. In gleicher Weise wirkt sich hier meist die Münzmassage aus.

3.6.7 Die Kreuzbeingegend

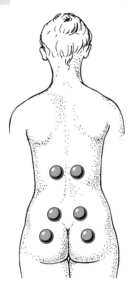

Die Trockenschröpfung wirkt sich hier positiv aus bei: Fluor der jungen Mädchen, sekundärer Amenorrhö, Dysmenorrhö, Kreuzweh bei allgemeiner Blutleere. Man achte bei der Trockenschröpfung im Kreuzbeinbereich ganz besonders auf Fülle- oder Leerezeichen. Die Saugglockenmassage im Kreuzbein kann täglich wiederholt werden. Treten größere Hämatombildungen auf, wartet man ihre Resorption ab.

3.6.8 Unterbauch, Leiste, Innenseite der Oberschenkel

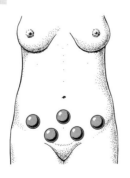

Indikation
a) Sekundäre Amenorrhö, Hypermenorrhö, Dysmenorrhö. *Bedeutung:* Die Durchblutung im kleinen Becken wird reguliert.

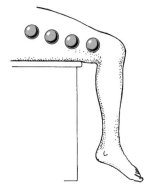

b) Schmerzzustände nach Adnexitis/Parametritis. Resorptionsverbesserung nach gynäkologischen Operationen und nach Entzündungen im kleinen Becken.
c) Harnblasenlähmungen und Insuffizienzen der Ureteröffnung.

Zu dieser Indikation zitiere ich einen Fall, den *Bachmann* 1951 beobachtete:

„Ein 35jähriger Mann wurde im Rußland-Feldzug verwundet und bekam während des Transportes durch Kälteeinwirkung eine Zystitis/Pyelitis, die den Beginn eines jahrelangen Blasenleidens darstellte, welches zu einer vollkommenen Incontinentia urinae führte. Vor meiner Behandlung war der Patient insgesamt über 3 1/2 Jahre in Krankenhäusern und Lazaretten bettlägerig gewesen und behandelt worden. Er wurde trotz Einsatz aller damals bekannten Mittel ohne Besserung entlassen.

Meine Behandlung bestand in Heublumensitzbädern und trockenen Schröpfkopfanwendungen auf den Reflexzonen der Blase (suprapubisch) und längs der Ureteren rechts und links der Wirbelsäule. Außerdem gab ich alle 8 Tage eine Autouronosode.

Durch die Behandlung erreichte ich in einer klimatisch ungünstigen Zeit (Herbst und Winter) eine vollkommene Heilung aller Beschwerden. Einen leichten Rückfall, der nach einem Jahr eintrat, behandelte ich in der gleichen Weise und erreichte nach 4 Wochen bereits einen absoluten Erfolg, der um so höher zu bewerten ist, als der Patient unter sozial ungünstigen Verhältnissen gezwungen war, als Lagerarbeiter seinen Beruf weiter auszuüben."

An der Innenseite der Oberschenkel werden die Schröpfköpfe entlang des Musculus gracilis angesetzt.

3.6.9 Rheumatische Prozesse, Durchblutungsstörungen, Geschwüre

Ausgesprochen gute Erfahrungen mit einer zum Teil modifizierten Trockenschröpfung gibt *Siegfried von Niessen* (Haifa) bei allen möglichen rheumatischen Prozessen und bei Durchblutungsstörungen sowie trophischen Geschwüren der Extremitäten an.

Er verwendet dabei zum Teil Unterdruckkammern, in die er eine ganze Extremität einschließt und bewegt sich dabei auf den Spuren Prof. *August Biers*, der schon in den zwanziger Jahren mit der nach ihm benannten „Staubinde" interessante Erfolge bei den oben angegebenen Indikationen erzielt hatte.

Schlußwort

Innerhalb der Heilkunde spielen sich heute große Umwälzungen ab. Einerseits steigt die Anzahl der Ärzte, welche sich wieder mit den älteren Heilverfahren beschäftigen, andererseits werden sie gerade heute besonders heftig von habilitierten Vertretern der im Reglementieren erstarrten „Schulmedizin" angegriffen.

Daß sich jedoch beide Fronten aufeinander zu bewegen, haben wir einem gewissen „Druck von unten" zu verdanken: ein großer Teil der Bevölkerung lehnt zunehmend den sofortigen und ausschließlichen Einsatz der Schulmedizin ab und wendet sich unter Einsatz oft großer, persönlicher Opfer der Naturheilmedizin zu.

Wie nahe sich aber die klügsten Köpfe beider Heilsysteme stehen, mag im folgenden die Gegenüberstellung zweier Aussagen zeigen. Die erste entstammt der Feder Professor *H. Mommsens*, eines inzwischen alt gewordenen Kinderarztes. Ursprünglich Schulmediziner, wie jeder Arzt am Beginn seiner Laufbahn, hat er sich anhand fortlaufender Beobachtungen seiner kleinen Klienten einem Gebiet gewidmet, das man „der Mensch und seine Symbionten" nennen könnte. Durch großangelegte Feldversuche ist es ihm geglückt, lückenlos zu beweisen, welchen Segen eine gezielte Symbioselenkung und eine den natürlichen Bedürfnissen des Menschen entsprechende Ernährung für die Kinderheilkunde bewirken. Er schreibt über den Begriff „Gesundheit":

„Hierüber denkt die analytische Naturwissenschaft nicht nach, sondern es ist ihr selbstverständlich, daß die Gesundheit in dem materiellen Gefüge steckt, welches sie mit ihren Methoden untersuchen kann. Der Gesundheitsbegriff, der durch die analytische Naturwissenschaft begründet und eingeführt wurde, führt dazu, daß Krankheiten an Symptomen erkannt werden, die objektiv durch Untersuchungen mit den verschiedensten Methoden festgestellt werden. Beseitigung der Symptome stellt im Rahmen eines solchen Denkraumes die Gesundheit wieder her. Chirurgische Eingriffe, allopathische Medikamente, Zufuhr von Hormonen, Impfungen und Anderes sind die Instrumente des Heilens und Vorbeugens. Mit „echter Gesundheit" haben alle diese Maßnahmen nichts zu tun! Das ist ein ganz entscheidender Denkfehler! Damit werden Leben gerettet und krankes Leben wird verlängert!

Ein einseitiges Weiterschreiten auf diesem Wege der „Notmedizin" bringt der Heilkunst keinen Segen, sondern Verwirrung und Verirrungen, einen unerhörten Kostenanstieg und eine Zunahme chronischer Krankheiten, Stoffwechselleiden, angefangen beim Kind mit Zahnkaries und weiter mit Rheuma und Krebs, gegen die dieses Denken völlig machtlos ist und außerdem der falschen Ansicht zuneigt, durch Früherkennung Gesundimpulse zu setzen."

Die zweite Stellungnahme schreibt Professor *J. Hornung* von der Freien Universität Berlin. Ganz sicher steht sein Artikel in keinem Zusammenhang mit dem des in der Praxis alt gewordenen Kollegen. Professor Hornung ist theoretischer Mediziner am Institut für med. Statistik und Dokumentation. Aber er ist zu den selben Schlüssen gekommen, wie Professor Mommsen, vielleicht deshalb, weil er sich einen alten Satz der Wissenschaft zu Herzen genommen hat, der da lautet: „man muß mehr lesen, dann braucht man nicht so viel zu erfinden." Er schreibt:

Alternativen zur Schulmedizin für Studenten in Berlin

„Das Medizinstudium an deutschen Universitäten ist zu einem verschulten Massenstudium geworden.

Die Inhalte des Lehr- und Lernstoffes sind reinste Schulmedizin, d.h., es werden die Ergebnisse einer Medizin vermittelt, die seit dem vorigen Jahrhundert versucht, in die Fußstapfen der Physik und Chemie zu treten und an deren Methoden großartige Erfolge anzuknüpfen. Das hatte zur Folge, daß hier ein mechanistisches Bild vom menschlichen Organismus aufgebaut wurde, der im Prinzip so funktioniert wie ein Auto oder wie ein Computer. Krankheit ist dann ein Defekt an einzelnen Teilen, den man repariert wie einen Defekt an einer Maschine oder besser: reparieren läßt. Eine Folge dieser Auffassung: der Mensch ist nicht mehr für seine Gesundheit verantwortlich; Krankheit ist ein zufälliges Mißgeschick, für das der ausgebildete Arzt zuständig ist, der dafür bezahlt wird, es wieder aus der Welt zu schaffen. Es herrscht eine Maßnahmemedizin in einer Welt, in der alles machbar zu sein scheint.

Die Folge dieser Entwicklung sind hervorragende Operationstechniken für grob-mechanische Defekte und einige lebensrettende Medikamente für grobe Defekte wie z.B. Vitamin-B12-Mangel oder Insulinmangel und im übrigen eine große Hilflosigkeit den vielen chronischen und Zivilisationskrankheiten unserer Zeit gegenüber, die man dann mit Tonnen von Antibiotika zu „bekämpfen" sucht, sehr zum Schaden der Patienten, weil sie keine Heilung finden, statt dessen aber unter den Nebenwirkungen und Spätfolgen zu leiden haben.

Es ist aber einer Universität im eigentlichen Sinne gemäß, daß dort die verschiedenen Richtungen und Lehrmeinungen eines Gebietes gelehrt werden, daß die Studenten sich einen Überblick verschaffen können über die verschiedenen, ja teilweise gegensätzlichen methodischen Ansätze und Denkweisen, um schließlich selbst in freier Entscheidung ihre ganz persönliche Weise, Arzt sein zu wollen, in einem Entwicklungsprozeß zu finden. Diese Auffassung, die ich ganz entschieden vertrete, steht in einem Gegensatz zu starren Tendenzen in unserer Zeit, alles und jedes zu reglementieren und von Staats wegen vorzuschreiben, wie es jetzt auch in der Medizin durch Gesetze und Verordnungen üblich geworden ist. Das führt dazu, daß neue oder auch alte wertvolle Behandlungsmöglichkeiten jahrzehntelang den Menschen vorenthalten werden, nur weil sie nicht ins System passen."

Abschließend soll nochmals auf die ungeheure Bedeutung des Bindegewebes verwiesen werden, dieser Basis aller Lebensvorgänge. Zu Recht warnt der Internist *Hauss* davor, dieses Gewebe zu mißachten. In jahrzehntelangen histologischen Forschungen weist er nach, daß jegliche Belastung des Gesamtorganismus – sei es Stress, Vergiftung, Bestrahlung, Fehlernährung, körperliche Überlastung, Wärme und Kälte, bakterielle oder virale Infektion usw. zunächst eine Reaktion im unspezifischen Mesenchym hervorrufe und zwar überall und stets gleich. Er teilt diese Reaktion ein in drei Stadien.

Erstes Stadium
Die Bindegewebszellen erhöhen ihren Stoffwechsel, lagern mehr Substanz ein und schleusen mehr Substanz aus. „Stets

werden am gleichen Ort völlig gleichartige Moleküle ausgetauscht, nur ihre Halbwertszeiten sind unterschiedlich. Diese physiologische Form der UMR (unspezifischen Mesenchymreaktion) ist krankheitsirrelevant."

„Durch adäquate Anpassung der Geschwindigkeit von Synthese und Degradation gewährleistet die Regulation des Stoffwechsels im gesunden ... Organismus den gleichbleibenden Zustand des Körpers, seines Gewichtes, sowie der makroskopischen, der licht- und elektronenoptisch erfaßbaren, ja sogar der molekularen Struktur seiner Zellen und Gewebe."

Zweites Stadium

Die Mesenchymzelle steigert alle ihre Aktivitäten. Sie proliferiert beschleunigt. Hämato- und lymphopoetische Zellen reagieren ebenso. Dies führt zu veränderten Zellzahlen im Blut und Bindegewebe. Für diese Vorgänge sind bereits die Botenstoffe des Monokin-Zytokin-Systems verantwortlich. Blutzellen wandern ins Bindegewebe und können an Zahl die dort sessilen Zellen erreichen. Dies alles führt zu Demolierungen der normalen Gewebestruktur.

Drittes Stadium

Kapillarwandzellen verändern sich und damit die Wandporosität. Albumine und Wasser treten aus. Der Substrattransport stockt. Zellen aus dem hämato- und lymphopoetischen System übertreffen an Zahl die der sessilen Bindegewebszellen. Die enddifferenzierten Organzellen rücken auseinander, werden von ihren Versorgungs- und Entsorgungssystemen räumlich getrennt und degenerieren oder sterben ab. Bindegewebsfasern ersetzen ihre Stelle.

Hauss konnte nachweisen, welche Epitope an welchen Zellen als Angriffspunkte für bestimmte Noxen dienen und wie sich die Entstehung bisher nicht recht vorstellbarer Erkrankungen, wie die Arteriosklerose oder das Rheuma wissenschaftlich „aus dem Mesenchym heraus" begreifen lassen. Eben dieses System jedoch wurde seit alters von den Naturheilverfahren und insbesondere von den drainierenden Methoden, wie den Schröpfungen erfaßt und gepflegt, nach dem Motto, daß der Arzt zu pflegen habe, damit die Natur wieder heilen könne. Die Schröpfbehandlung lebt seit jetzt vier- bis fünftausend Jahren in der Heilkunde und beeinflußt über körpereigene Wege gerade dieses beschriebene Bindegewebe. Es ist Zeit, daß ihr die berechtigte Stellung in modernem Gewand wieder zugewiesen wird.

Kontakt-Adressen

Zentralverband der Ärzte für Naturheilverfahren e.V.; Eichelbachstr. 61; 72250 Freudenstadt/Kniebis; Tel.: 07442/2111

Ärztegesellschaft für Erfahrungsheilkunde e.V., Postfach 1028 69, 69018 Heidelberg 1; Tel.: 06221/49974-7

Heinrich Lampert, Akademie für physikalische Therapie, Im Ärztehaus West Heidelberg (Wochenendkurse); Zu erfahren über Gesellschaft der Ärzte für Erfahrungsheilkunde

Lehr- und Forschungsinstitut für integrale Medizin, „Vitasana", Casella Postale 21, CH 6932 Breganzona/Lugano Schweiz

Schweizerische Ärztegesellschaft für Erfahrungsmedizin, Schweighofstr. 193, CH 8045 Zürich

Ärztliche Arbeitsgemeinschaft für biologische Medizin, Kaiserstr. 6, 83022 Rosenheim; Tel.: 08031/12867

Parksanatorium Gersfeld, Dr. med. v. Rosen, 36129 Gersfeld

ZDN Zentrum der Dokumentation der Naturheilverfahren, Dr. med. Schlebusch, Hufelandstrasse 56, 45147 Essen

Zentrum der Dokumentation für Naturheilverfahren Bozen, Via Segantinistr. 2, I-39100 Bozen

ÄFN, Ärztliche Gesellschaft zur Fortbildung in Naturheilverfahren; Schefflenztalstr. 2, 74842 Billigheim

Literatur

Abele, Johann, Propädeutik der Humoraltherapie, 1. Auflage 1992, Haug Verlag
- Joachim von Puttkamer-Reflexzonenmassagen am Rücken, Zeitschrift „Physiotherapie" Heft 7-8, Verlag O. Haase, Lübeck,1979.
- Lehrbuch der Schröpftherapie, 4. Auflage 1992, K.F. Haug Verlag.

Abele, Ulrich/Stiefvater S.: Die Aschner-Fibel, K.F. Haug Verlag

Adler, Ernesto: Erkrankungen durch Störfelder, Verlag für Medizin Dr. E. Fischer, Heidelberg, 1973

Aschner, Bernhardt: Die Krise in der Medizin, Hippokrates Verlag, 1931.
- Behandlung des Gelenkrheumas und verwandter Zustände, Hippokrates Verlag, 1949.
- Trost und Hilfe für Rheumakranke, Rheinhardt, München, 1957.
- Technik der Konstitutionstherapie, 5. Aufl., K.F. Haug Verlag, 1980

Augustin, M./Schmiedel, V.: Praxisleitfaden Naturheilkunde, Jungjohann Verlag, 1993.

Bachmann/Pecker: Die Schröpfkopfbehandlung, 4. Aufl, K.F. Haug Verlag 1980.

Benninghoff-Goerttler: Lehrbuch der Anatomie des Menschen, Band 3, 6. Aufl., Urban & Schwarzenberg, München, 1960.

Capra, Fritjof: The TAO of Physics (der Kosmische Reigen), Scherz Verlag, 1980.

Dosch, Peter: Lehrbuch der Neuraltherapie, 6. Auflage, Haug Verlag Heidelberg, 1976.

Hauss, Werner: Unspezifische Mesenchymreaktion und die primär chronischen Mesenchymerkrankungen, Deutsches Ärzteblatt 89, Heft 10, März 92

Hanzl, Günther: Das neue medizinische Paradigma, Haug Verlag 1995

Herz/Abele, Johann: Die Eigenharntherapie, Haug Verlag Heidelberg, 1981.

Heine, Hartmut: Lehrbuch der biologischen Medizin, Hippokrates Verlag 1997

Pischinger, Alfred: Das System der Grundregulation, Haug Verlag, 1975.

Popp F.A. Die Biologie des Lichts, Paul Prey Verlag 1984

Schmid-Schönbein: Exempla Hämorheologica. A. Roussel Pharma Wiesbaden, 1980.

Schmidt, Heribert: Akupunktur als Konstitutionstherapie, Hippokrates Verlag, 1982.

Wendt, Lothar/Wendt, Thomas: Mikroangiopathie der Risikofaktoren, E. Koch Verlag, Frankfurt 1976.
 – Angiopathien-Eiweißspeicherkrankheiten, Autoimmunkrankheiten; Schriftenreihe Erfahrungsheilkunde, Band 27, K.F. Haug Verlag, Heidelberg, 1980.

Index

A

Adnexitis	123
Aggregatzustand	40
Akupunktur	81
Akupunkturmeridiane	25
Amenorrhö	56
sekundäre	109, 122
Anazidität	119
Angelhakenmagen	
schlaffer	119
spastischer	93
Apoplexie	85
Archäus	11
Armparästhesie	14
Aschner, Bernhard	3
Asklepios	9
Astheniker	17
Asthenopie	101
Asthma	
bronchiale	97
cardiale	97
Athenstaedt	25, 40
Autointoxikation	91
Autouronosode	102

B

Bandscheibenhernie	109
Beckenplethora	105
Befindensstörung	11
Beispiel	
Asthma	98
Atemdepression	106
Brachialgia nocturna	89
Chronische Obstipation	36
Gallenleiden	7
Herzneurose	33
Hirschsprungsche Krankheit	58
Migräne	41, 57
Neuralgie	107
Orthopädische Leiden	6
Parästhesien	85
Plethoriker	104
Plethorikerin	111
Polyglobulie	97
Prinzmetal-Angina	33
Rückenschmerzen	35
Schleudertrauma	85
Schmerzen im Kniegelenk	116
Tennisellenbogen	89
Tonsillitis	89
Weichteilrheuma	7
Zystitis/Pyelitis	123
Bergsmann	34
Bier, August	11
Bindegewebe	39, 128
Beschaffenheit	13
Bindegewebsreißwolf	55
Blasenatonie	56
Blasendruck	109
Blasenneuralgie	109
Blinddarmzone	22
Blut, gestocktes	2
Brachialgia nocturna	85
Brachioneuritiden	14

Brustbereich	120	Rigidität	43
Burning-feet-Syndrom	22	Extravasate	71, 73

C

F

Canthariden-Pflaster	23, 91, 109	Fitzgerald	9
Capra, Fritjoff	63	Fließgleichgewicht	12
Carboanhydrase	21	Flockensehen	113
Celsus	1	Fluor	122
Cephalaea	97	Fluor genitalis	20
Chiron	9	Focus	36, 38
Cytokin-Monokin-System	54, 55	Fokus-Erscheinungen	79
		Formationes reticulares	11

D

		Füllegelosen	24
Darmspasmen	105	Furcht	11
Darmzone	22, 104	Fußreflexzonenmassage	36
Depolarisation	40	Fußsohle	
Depression	92	Fitzgeraldsche Zonen	29
klimakterische	22, 92, 113		
reaktive	22, 113	**G**	
Depressionsbuckel	95	Galenus	2
Dicke	53	Gallenleiden	7
Digitus mortuus	88	Gallensegment	19
Dirigismus	XIII	Gallenwegsdyskinesie	91
Drei-Erwärmer	84	Gallenzone	90
Dreikantnadel	110	Gastritis	93
Druckpunkte, Boassche	103	hyperazide	103
Drüsenschwäche	17	Gastroptose	17
Durchblutung, Steuerung	50	Gefäßkrampf	46
Durchblutungsstörungen		Gelose	13, 18, 23, 34
	54, 56, 124	Gallen-	90
Dysmenorrhö		heiße, rote	42
20, 21, 54, 56, 109, 111, 122		kalte, blasse	45, 46
Dystonie, vegetative	20, 94	Übergangstyp	47
		Gelphase	41

E

		Geschwüre	124
Eigenblut-Injektion	106	Gesundheitsbegriff	125
Eigenharnnosode	102	Gicht	21
Eklampsie	102	Glaucoma verum	21
Ensuite-Phänomen	34	Globus	119
Epikondylitis	85	Glycokalix	40
Erythrozyten		Gram	11

H

Hämatokrit	101
Hämodilution	44
Hämolanzette	66, 110
Hämorrhoiden	109
Harnblasenlähmung	123
Harnblasenmeridian	9
Härten	14
Hauss	13
Head	6, 9
Headsche Zonen	6, 24
Heine	13
Hepatopathie	91
Herzbuckel	15
Herzneurose	33
Herzzone	15, 33, 93
Hippokrates	1
Hirschsprungsche Krankheit	58
Hitzewallungen	102, 111
klimakterische	8
Hochdruck, roter	23
Hologramm	X
Hormonbuckel	15, 47
Houssay, B.	3
Hufeland, Christoph Willibald	2
Hüftgelenk	114
Huneke-Phänomen	41
Hydrolytische Enzyme	55
Hyperazidität	91
Hypermenorrhö	120
Hypertonie	85, 109
im Kopf	113
nephrogene	101
Hypertoniepunkt	101
Hypertoniesülze	112
Hypoazidität	119
Hypotonie	121

I

Iliosakralwinkel	108
Indikationstopologie	81

Interkostalneuralgie	106
Irritationszonen	23
Ischias	111

K

Kapillaren	39
Katastrophenfälle	XIII
Keloide	79
Kern	21
Klimakterium	22
Kniegelenk	115
Komplikationen	76
Konjunktivitis	100
Konstitution	10
Konstitutionsorgan	11
Krampf	
Bauch	34
Krampi	
Unterschenkel	110
Kreislaufkollaps	76
Kreuzbeingegend	122
Kreuzweh	122
Kuning vom Odenwalde	2, 81
Kybernet	30
Kybernetik	31, 59

L

Längsmeridiane	27
Leberbuckel	19, 47, 90
Lebersegment	19
Leeregelosen	24
Leeuwenhoek	43
Libido	
vermehrte	91
Lumbago	109
Lumbagozone	104
Lymphspalten	39

M

Magenpunkte nach Boas	21
Magental	17, 18

Magenzone	17, 93, 119
Trockenschröpfung	72
Marcumar-Therapie	80
Mastodynia praemenstrualis	91
McKenzie	6, 9
Mediastinal-Stau	96
Medizin, objektive	VII
Megakolon	58
Mesopotamien	1
Meteorismus	105
Migräne	XII, 20, 41, 57
biliäre	92
Gallen-	85
Magen-	94, 95
Nieren-	21
Mittelalterlichkeit	XIII
Morbus Hodgkin	X
Morbus Raynaud	56, 85, 88
Motoyama, Hiroshi	VIII
Münzmassage	57, 75
Myogelose	7, 23

N

Nachfolgeschäden	XIII
Nackenzone	84, 117
Nervengeflecht, autonomes	39
Neuralgien	105
Neuralleiste	4
Nierenfunktionsstörung	20
Nierenzone	21, 80, 99
blutiges Schröpfen	74
Nüchternschmerz	104

O

Oberschenkelinnenseite	122
Obstipation	111
Ohnmacht	76
Ohrgeräusche	113
Okzipitalneuralgie	85, 87
Omarthritiden	14
Omarthritis	95

Oppressionsgefühl	XII, 96
Orbis	11
Organnebenzone	84
Orthopädische Leiden	6
Ovarialzone	21

P

Pankreaszone	17, 98
Paracelsus	2
Parametritis	123
Pfefferminzöl, japanisches	117
Pfortaderstauung	91
PH-Regulation	21
Phlebitis	110
Phlebostase	110
Pischinger	13
Pischinger, vegetativer Basis	38
Plethora	92
Pleuraschmerz	97
Pneumonie	97
Polyglobulie	97
Polyzythämia vera	92
Ponndorf-Impflanzette	66
Porkert	11
Post-Cholezystektomie-Syndrom	19, 91
Prinzmetal-Angina	33
Prostatitis	109
Prozeßebene	VIII
Pseudo-polyradikulitis	34
Pylorusspasmus	119

Q

Quick-Wert	80

R

Rasierklinge	66
Reflexbögen	5, 6
Reflexzonen	5, 10, 12
Reflexzonengelose	42
Regelkreis	12

biologischer	31	Schröpfzone	61
Regulationsebene	VIII	Schulmedizin-Alternativen	127
Resignation	11	Schulter-Arm-Sydrom	85
Rheumatische Prozesse	124	Schulterdreieck	86
Rigidität		Schultergelenk	118
Erythrozyten	43	Schwindel	XII, 87
Roedern	14	Segmentation	
Rücken		Längs-	9, 28, 32
diagnostisches Arbeitsfeld		quere	9, 26, 32
9, 11, 13, 15, 17, 19, 21, 23, 25,		Segmenttherapie	6
27, 29, 31, 33, 35, 37		Selbstheilungstendenz	VI
oberer und mittlerer	121	Senfpflasterverband	77
Schemazeichnung	83	Sinusitis maxillaris	85
Topographie	13	Skarifikation	66
		Skoliose	105
S		Skoliosebuckel	19
Säfteschwäche	17	Spina iliaca posterior superior	111
Saugglockenmassage	53, 67, 73	Staubinde	56, 124
Säureulkus	103	Störenfried	54
Schiele, Fritz	54	Störfeld	37, 38
Schleudertrauma	85	Subileus	58
Schmidt-Schönbein	43	Sudecksche Atrophie	56
Schmierblutung	121		
Schnäpper	4	**T**	
Schönberger	35	Teleangiektasie	
Schröpfen	X	Schenkel	110
blutiges	4, 44, 65, 73	Tendinitiden	88
blutiges und trockenes	57	Tendovaginiden	88
Komplikationen	76	Tendovaginitis ulnaris	85
mit Kuhhörnern	2	Tennisellenbogen	14, 89
Narben	66, 79	Thoraxvorderseite	120
trockenes	46, 57, 71	Tietze-Syndrom	18, 88
trockenes, Indikationstopologie		Tinnitus	87, 101
	117	Tor des Windes	18, 96
Schröpfgläser	66	blutiges Schröpfen	74
Schröpfglocken	68	Triggerpunkte	9, 25, 32, 61, 81
Evakuierung	69		
Schröpfkopfmassage	57, 73, 117	**U**	
Schröpfnarben	79	Überwärmungsfußbad	54
Schröpfort	48, 81	Ulcus cruris	91, 110
Schröpfschnäpper	1, 65, 67	Unterbauch, Leiste	122

Ureter-Reflux	56	Wirbelblockade	36
Urmeer	30	Wirbelgelenkblockade	34
		Wirbelkörperblockade	14

V

Veterinär-Papyros	1	**Z**	
von Puttkamer	6	Zirrhose	91
		Zivilisationserkrankung	VII
W		Zöbelein, Hans	57
Waden, bleischwere	22	Zorn	11
Waldeyerscher Rachenring	14	Zoster	106
Wasserträgerschultern	95	Nachschmerzen	106
Wattespender	69	Zustimmungspunkte	
Weichteilrheuma	7	von Magen und Duodenum	103
Wendt, Lothar	44		

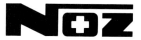

Ihr Spezialist für
Naturheil-Instrumente
führt:

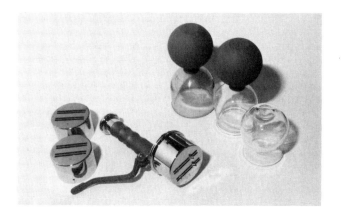

Lebenswecker® nach Baunscheidt
Schröpfschnepper mit 8 auswechselbaren Messern
Schröpfgläser mit und ohne Ball
Schröpfglocken bis 250 ccm Volumen
Rödergeräte aus Glas und Metall
med.-techn. Artikel

Verlangen Sie Prospekte:

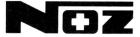

Med.-techn. Fachhandelsges. mbH
Eberhardstraße 56, 71679 Asperg
Telefon: (0 71 41) 660 550
Telefax: (0 71 41) 660 660